DE L'EMBAUMEMENT

Dᴿ LOUIS REUTTER

DE L'EMBAUMEMENT

AVANT ET APRÈS JÉSUS-CHRIST

Avec analyses de masses résineuses

ayant servi à la conservation des corps chez les anciens Égyptiens

et les Carthaginois.

PARIS

VIGOT FRÈRES, ÉDITEURS
23, Place de l'École de Médecine.

ATTINGER FRÈRES, ÉDITEURS
2, Rue Antoine Dubois.

NEUCHATEL

ATTINGER FRÈRES, ÉDITEURS

À MONSIEUR MASPÉRO

MEMBRE DE L'INSTITUT DE FRANCE

ET AU

RÉVÉREND PÈRE DELATTRE

MEMBRE CORRESPONDANT DE L'INSTITUT

MES SINCÈRES REMERCIEMENTS ET MES HOMMAGES RESPECTUEUX

EN LES PRIANT D'ACCEPTER LA DÉDICACE

DE CETTE PETITE CONTRIBUTION ARCHÉOLOGIQUE

NEUCHATEL, LE 24 FÉVRIER 1912.

Dr L. REUTTER

INTRODUCTION

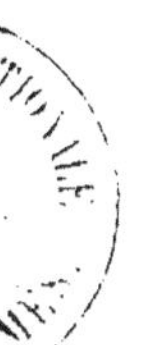

a) *Quelques données relatives aux dieux, aux us et coutumes religieux, aux monuments funéraires, à l'embaumement chez les anciens Egyptiens.*

b) *Résumé des travaux scientifiques entrepris jusqu'en 1911 sur les résines ayant été utilisées à la conservation des corps, et description sommaire de ceux-ci.*

CHAPITRE PREMIER

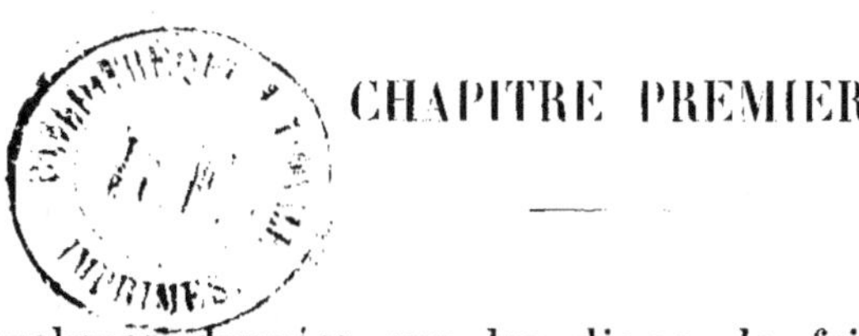

Quelques données sur les dieux, la foi. les monuments
funéraires et l'embaumement chez les anciens Égyptiens.

Les coutumes funéraires. étant étroitement liées aux idées religieuses et
se développant parallèlement à elles. offrant. non pas un dogme invariable.
mais un mélange très complexe. nous n'essayerons nullement dans le cours
de cette introduction de les approfondir, mais de les esquisser brièvement
vu que les connaissances nécessaires en égyptologie nous font défaut.

A. Des dieux égyptiens et conception de la terre.

Les cultes primitifs de l'Égypte étaient locaux. géographiques. les nomes
adorant chacun leurs dieux spéciaux qui nous sont encore mal connus
pour la plupart. On adorait. dit M. Maspéro[1]. membre de l'Institut. Knou-
mou aux cataractes. Anhouri à Thinis. Râ dans Héliopolis, Osiris à Men-
dès. Rien ne permet au célèbre égyptologue de dire ce qu'étaient ces divinités au début. Il croit pouvoir les subdiviser en trois grands groupes
d'origines différentes : les dieux des morts. les dieux des éléments et les
dieux solaires. Sokaris, Osiris, Isis. Anubis. Nephthys sont voués plus spécialement à la protection des morts. Les dieux des éléments représentent la
terre Gabou. le ciel Nouit. l'eau primordiale Nou. le Nil Hâpi. puis Phath
Haroëris. Sit-Typhon dont on ignore l'histoire. Parmi les dieux solaires, il
convient de mentionner : Râ le soleil, Atonou le disque solaire. Shou.
Anhouri. Amon le journalier.

Selon les textes religieux anciens conservés. la plupart de ces dieux ne

[1] Voir *Histoire ancienne des peuples de l'Orient*. f° 51 et suiv.

sont plus déjà, à proprement parler, que des doublures politiques ou géographiques les unes des autres.

Ainsi Sokaris était le seigneur des morts à Memphis, tandis qu'Osiris l'était en d'autres endroits. L'on adora primitivement le soleil sous le nom de Râ et non sous celui de Shou.

Les trois groupes possédaient à l'origine des facultés et des attributions bien tranchées. Ils se complétaient l'un par l'autre, mais ne se confondaient pas l'un dans l'autre. De sorte que le même nome pouvait avoir ses dieux solaires, ses dieux élémentaires et ses dieux des morts, qui ne revêtaient pas forcément la forme masculine. Ces dieux s'unissaient en famille à l'imitation de ce qui se passait sur la terre. Ainsi de Phtah et de la déesse Sokhit naissait Nefertoumou, d'Osiris et d'Isis, Harpochrate, l'Horus enfant.

Chacun de ces dieux ou déesses gardait son caractère particulier, quant à la puissance de la divinité qui l'avait créé : où c'était un dieu qui avait pris femme, le dieu continuait à tenir le premier rôle, où c'était une déesse qui avait pris mari, la déesse demeurait le personnage principal. Le fils procédant du père et de la mère était identique à ses parents, de sorte que, par la suite, le père, la mère, l'enfant, au lieu d'être trois divinités distinctes, ne formèrent que trois aspects de la même divinité.

Les Égyptiens représentaient le plus souvent leurs dieux à l'image de l'homme, vêtus comme lui et portant à la main l'emblème de leur puissance.

A côté des dieux à figure humaine, les monuments nous montrent des animaux, tels l'épervier, le chacal, l'ibis, le serpent, que l'on priait autant que les autres. Thot était un cynocéphale ou un ibis, Horus un épervier, Sovhou un crocodile, Amon une oie de belle venue, Anubis un chacal. Tous ces animaux furent premièrement adorés en tant qu'animaux, parce qu'on les craignait ou qu'ils étaient utiles aux hommes. Plus tard, l'idée première se modifia, et l'animal cessa d'être le dieu pour devenir la demeure, le tabernacle vivant, le corps dans lequel les dieux infusaient une parcelle de leur divinité.

Les dieux furent ainsi conçus indifféremment sous leur forme bestiale ou sous leur forme humaine. Horus, par exemple, est tantôt un homme, tantôt un épervier, tantôt un épervier à tête d'homme, tantôt un homme à tête d'épervier. Sous ces quatre formes, il est Horus.

Quelques-uns des dieux-bêtes suivirent la fortune des dieux-hommes auxquels ils étaient associés.

On les adora par tout le pays, le scarabée de Phtah, l'ibis et le cynocéphale de Thot, l'épervier d'Horus, le chacal d'Anubis. D'autres, préconisés dans un nome, étaient proscrits ailleurs. Ainsi les gens d'Éléphantine tuaient le crocodile, tandis que les prêtres de Thèbes et de Shodou en choisissaient un beau, qu'ils nourrissaient après lui avoir appris à manger dans la main.

Parmi les plus célèbres de ces animaux, le bœuf Hapi à Memphis, le Phénix, l'oiseau Bonou à Héliopolis etc., recevaient des prêtres les honneurs sacrés, nourris qu'ils étaient aux frais de la communauté et rendant des oracles aux particuliers qui venaient les consulter.

Au commencement, chacun de ces animaux avait sa tombe particulière dans la partie de la nécropole dénommée par les Grecs Sarapis. Mais sous le règne de Ramsès II, on substitua un cimetière commun aux chapelles isolées. On creusa à cet effet dans la roche vive une galerie d'une centaine de mètres, sur chaque côté de laquelle quatorze chambres assez grossières furent percées successivement. Le nombre de ces chambres et galeries augmenta avec le temps.

Ce culte institué par le second roi de la IIme dynastie dura jusqu'aux derniers jours de l'Égypte. Amien[1] nous rapporte que le dernier Hapi, dont on connaisse l'histoire, fut inauguré sous Julien, en 362. Ces trois groupes des dieux ne jouissaient pas d'un crédit égal dans la religion égyptienne. Les dieux des éléments, Gabou, Nouit, Tonen, prêtaient peu au culte, leur influence s'effaça de bonne heure devant celle des dieux solaires, dont Râ était le patron dans sa ville d'Onou.

Shou et Tafnouit étaient les maîtres de l'aurore et du crépuscule.

Gabou et Nouit avaient, selon les croyances égyptiennes, eu comme enfants Osiris et Typhon, Isis et Nephthys, qui avaient introduit dans le monde la civilisation, la mort et la résurrection.

En ce qui concerne la conformation de la terre et des cieux selon les Égyptiens, voici les données essentielles que nous possédons :[2]

La terre était pour l'Égyptien une surface plane, mince, plus longue que large, nageant sur le Nou ou sur les eaux primordiales, *Onozit Oirit* (la grande verte). Le ciel, Ba, Baït, soutenu par quatre étais, s'étendait au-dessus de la terre. Il était, selon les croyances d'alors, plat ou cintré, divisé en deux compartiments, l'inférieur servant de lit aux eaux, le supérieur, habité par les dieux, dont les Égyptiens reproduisaient l'image de différentes manières. Ainsi le dieu Sibou était représenté allongé au-dessous de la déesse Nouit, dont le corps cintré le protégeait. Le dieu Shou avait, selon leurs croyances, le jour de la création, séparé le ciel de la terre en les soulevant à l'aide de ses bras. Le soleil, la lune, les astres, étaient chacun un dieu ou une déesse, plongeant, les uns dans les profondeurs de l'océan divin, les autres flottant dans des barques à sa surface. Le ciel était pour l'Égyptien l'image de son pays, le Nou étant le Nil coulant entre deux bandes de terre (Atbou) plus ou moins larges.

[1] *Amien,* I. XXII. 14. 6.
[2] Étude de M. Maspéro, membre de l'Institut. Voir *Bulletin de l'Institut Égyptien,* Année 1885, f° 21.

Les noms de l'Égypte terrestre ainsi que ceux des pays non égyptiens étaient aussi représentés dans le ciel : telles les contrées de Poutrit, de Nadit, de Hirt, les champs d'Ialou, le lac de l'Autil, le grand lac, etc., etc.

Le soir arrivé, le soleil disparaissait dans la fente située à l'Occident d'Abydos. Passait-il au revers de la plaine, ou voyageait-il sous elle ? Aucun document certain ne permet à M. Maspéro de le préciser.

Une seconde hypothèse voyait le soleil, après son coucher, traverser de longs couloirs interrompus par de larges cavernes, où il rencontrait d'autres contrées et populations : au milieu de la nuit il remontait à l'horizon pour commencer à éclairer à l'Orient un nouveau jour.

Ainsi que le prouvent les invocations suivantes, traduites par M. Amélineau[1], les Égyptiens vénéraient et invoquaient le soleil.

« Quand tu te lèves plein de beauté, à l'horizon du ciel, ô disque vivant, c'est le commencement de la vie, quand tu émets ta lumière à l'horizon de l'Orient, tu remplis toute terre de tes beautés, quand tu prends de la grâce, de la force, que tu fais ruisseler ta lumière au-dessus de la terre, tes rayons enveloppent toute terre, pour opérer tout ce que tu opères, quand tu es soleil du milieu du jour et que tu es amené dans leur direction, tu les enserres de ton amour. Quand tu éloignes tes rayons de dessus la terre, etc., etc. »

Voici une autre invocation, écrite sur le tombeau d'Apii, traduite par M. Amélineau[2] :

« Tu apparais plein de beauté, ô disque vivant, maître de l'Éternité, et tu resplendis, tu es gracieux, tu fortifies ceux que tu aimes, tu es grand, tu es élevé, tes rayons dominent tous les cœurs. Marche, brille, pour vivifier tous les cœurs, car tu as rempli les deux terres de joie, ô dieu qui s'est formé lui-même, qui a fait la terre, qui a créé de sa bouche ce qui est, hommes, bestiaux, animaux sauvages, toutes les plantes et tous les arbres qui verdoient sur le sol. Ils vivent, lorsque tu brilles pour eux. Tu es le père, la mère, de tout ce qui a été fait, etc., etc. »

« Tu vivifies les cœurs par tes beautés vivantes, car si tu donnes les rayons, toute terre est en fête. On chante, on joue des instruments de musique, on pousse des cris de joie dans la grande salle de Hathenben (Obélisque), de ta demeure divine dans Koutaten, le lieu où ton fils fait grande provision de chairs, de plantes fraîches, d'offrandes de toutes sortes.

« Purifie-les, afin qu'elles te plaisent, ô disque vivant, en faisant apparaître toutes beautés pour la soif de toute créature. Ton fils Onaema est en joie, ô disque vivant, qui brilles au ciel chaque jour, et qui fis naître ton fils Onaema, à ton image, etc., etc. »

---

[1] *Annales du Musée Guimet*, f° 594, tome **XXIX**.
[2] *Annales du Musée Guimet*, f° 598, tome **XXIX**.

B. De la conception de l'âme.

L'Égyptien, vivant ainsi en pensées continuelles avec l'Esprit, considérait que par l'intelligence il tenait de Dieu, et par le corps de la matière.

Afin d'arriver à la perfection suprême, un rituel lui recommandait d'être vertueux moralement et physiquement, comme Pepi, Ounas, Teti, ses rois. Il devait pour cela se laver avec des substances semblables à celles utilisées par Râ, afin que les divinités lui obéissent comme à ce dernier.

L'Égyptien, qui désirait entrer après sa mort dans la barque du soleil et participer à ses joies, devait pouvoir justifier d'une vie honnête, et d'offrandes faites aux dieux pour racheter ses fautes passées. Le rituel est formé d'un tableau dont une partie est consacrée à l'offrande et l'autre aux prières à réciter, recommandant aux dieux de transmettre ces dons aux morts.

Tant que la survivance humaine, dit M. Maspéro, n'était qu'un double habitant le tombeau, rien n'était plus naturel et plus conforme à la tendance des anciens peuples, que de livrer des vivres à l'être dont on sentait la présence derrière les murs de la chambre funéraire. On déposait à cet effet sur le sol ou sur la table d'offrandes, devant l'image du défunt, des quartiers de cerf, de gazelle, des oies, du vin, de l'huile, du pain, dont le Bi s'emparait, dès que les donateurs s'étaient retirés.

Un nouveau dogme devint nécessaire dès le jour, où l'on crut au départ de l'âme vers un autre monde, puisque, comme le double, elle avait faim, et réclamait sa nourriture.

Selon cette croyance nouvelle, les dieux Osiris et Anubis étaient assez puissants pour transporter, moyennant quelques offrandes, les dons destinés au bi. Le double de ces aliments se rendant seul au ciel, il est naturel que ceux-ci restassent sur le sol de la chambre funéraire, où ils étaient consacrés par des prières.

A l'époque où les Égyptiens fixèrent ainsi la conception du « double » dans ses grandes lignes, ils n'avaient certainement pas encore l'idée d'un autre monde, ou, pour parler le langage de leurs écrivains, d'une autre terre. Ce qui survivait de l'homme continuait à habiter l'Égypte et plus particulièrement le lieu où son existence humaine s'était passée.

Cette partie si curieuse, si intéressante des croyances égyptiennes se trouve figurée dans de nombreux tableaux qui forment, en quelque sorte, l'histoire de l'âme à ses divers états.

D'après M. Amélineau[1], l'Égyptien d'alors ne croyait pas aux peines éternelles dont l'Église catholique devait imposer la croyance aux générations

---

[1] *Annales du Musée Guimet.*

futures. Son esprit pouvait choisir entre deux états : ou bien passer son temps dans les champs d'Osiris, ou bien monter sur la barque de Râ, pour traverser continuellement le ciel, et nous comprenons pourquoi l'âme était parfois représentée sous la forme d'un oiseau à tête humaine. Dans la pensée des Égyptiens, cette figure signifiait, que l'oiseau devait représenter la témérité par ses vols à travers l'espace, comme l'âme à travers l'infini. Ainsi, selon leurs croyances, les Égyptiens ne considéraient pas la mort comme la fin de toute chose, mais comme une attente, et c'est pour cette raison qu'ils conservaient les corps de leurs chers disparus en les momifiant, afin que l'esprit, l'âme de ceux-ci, pût, après trois mille ou quatre mille ans, retrouver en parfait état son corps temporel, qu'il visitait d'ailleurs de temps en temps.

Cette manière de voir nous aide à comprendre cette sentence :

« Ressuscite de ton tombeau pour le paradis céleste (dieu de la préparation ou du renouvellement de soi-même), toi, vénérée momie, ta chair et tes os sont à tes membres, et tes membres à leur place ordinaire. Tu as la tête en place sur le trône et ton cœur aussi. »

M. Maspéro [1] nous donne à ce sujet encore une autre solution que nous nous bornons, faute de place, à résumer ici.

Selon la croyance égyptienne, l'homme, une fois mort, devenait Osiris et s'enfonçait dans la nuit jusqu'au jour où il renaissait à une autre vie, comme Hor Osiris à une autre journée.

Comme nous l'avons dit, par le corps, l'Égyptien vivait d'une vie animale, dirigé par sa raison dans la voie du devoir. Cette raison, cette âme, cet esprit se retiraient de lui, lorsque son sang se coagulait et que ses artères se vidaient. Son âme ou son esprit s'envolait alors, pour comparaître devant le tribunal d'Osiris Khent-Amenti, qui siège, entouré des quarante-deux membres du Jury suprême.

Mais avant cette comparution, son âme ou son esprit était purifié par les flammes du lac sacré, après avoir traversé l'Ament, protégé par les quatre génies de la mort dénommés Amset, Hapi, Douamoutef et Kebehsenouf, et après avoir comparu devant un premier tribunal présidé par le dieu Horus, où le cœur du défunt est déposé sur un des plateaux de la balance de la Justice, l'autre étant chargé de la statue de la Vérité. Là, le dieu Thot lit le verdict, tout en notant le côté où la balance penche. Si le cœur et la vertu sont d'un poids égal, l'âme du mort reçoit l'autorisation de comparaître devant Osiris.

C'est pourquoi nous pouvons lire dans un chapitre du *Livre des Morts*, la sentence suivante :

« O cœur, cœur qui me vient de ma mère, mon cœur, quand j'étais sur

---

[1] *Bulletin de l'Institut égyptien*, année 1885.

terre, ne te dresse pas comme témoin, ne lutte pas contre moi en chef divin, ne me charge pas devant le Dieu Grand. »

L'âme pécheresse, accablée par le témoignage de ce que fut sa vie, repoussée par Horus ou par Osiris, cherche un refuge dans un corps humain, ou dans le corps d'un animal, d'un chien notamment, qu'elle torture, accable et précipite à la mort, pour arriver, après des siècles de privations et de peines, au terme de ses souffrances, en rentrant dans le néant. L'âme du juste, par contre, après avoir comparu devant le Tribunal suprême, avant d'être mise à même de contempler la vérité ultime, et de jouir de la vie des dieux, doit subir une dernière épreuve. Pour cela, elle s'élance à travers l'espace, grandie par l'intelligence, soutenue par la certitude d'une félicité prochaine, et parcourt victorieuse les demeures célestes en accomplissant dans les champs d'Aalou les cérémonies du labourage mystique, jusqu'au jour où la bienheureuse éternité s'élèvera pour elle, la pénétrera de ses clartés et l'autorisera à se mêler à la troupe des dieux et à marcher avec eux, dans l'adoration parfaite de la divinité suprême.

Le doute envahissait parfois, malgré cette félicité promise, certaines âmes égyptiennes, qui ne considéraient la mort que comme une nécessité terrible, et les régions de l'au delà que comme le pays du silence, où tout n'est que deuil et tristesse.

Raison pour laquelle l'âme d'une femme défunte s'écrie :

« O mon frère, ô mon ami, ô mon mari, ne cesse pas de boire, de vider la coupe de la joie, d'aimer et de célébrer des fêtes. Suis toujours ton désir et ne laisse jamais entrer le chagrin en ton cœur, aussi longtemps que tu es sur la terre. Car l'Ament est le pays du lourd sommeil et des ténèbres, une demeure de deuil pour ceux qui y restent. Ils dorment dans leurs formes incorporelles ; ils ne s'éveillent pas pour voir leurs frères, ne reconnaissent plus ni père ni mère, leur cœur ne s'émeut plus envers leur femme, ni envers leurs enfants, etc., etc. »

Pareil désespoir était rare en Égypte, comme nous pouvons le voir en lisant au *Livre des Morts*, chapitre 125, cette belle sentence, qui exprime la plus belle et la plus grande idée d'amour, de charité et de vénération :

« Hommages à vous, seigneur de Vérité et de Justice. Je suis venu vers toi, ô mon maître, je me présente à toi pour contempler tes perfections. Car il est connu que je sais ton nom et les noms des quarante-deux divinités qui sont avec toi dans la salle de Vérité et de Justice.

« Je n'ai commis aucune faute contre les hommes, je n'ai pas tourmenté la veuve, je n'ai pas menti dans le tribunal, je ne connais pas le mensonge, je n'ai fait aucune chose défendue. »

L'âme égyptienne admise à contempler les dieux avait, dit M. Maspéro, le choix entre plusieurs moyens pour monter au ciel. Elle utilisait, soit une échelle immense dressée à l'Occident qui reliait la terre au séjour des dieux, echelle dont Hathor avait la garde ; elle était soutenue pendant son ascension périlleuse par les dieux Hor, Shou, Nouit, etc. D'autres fois, prenant la forme d'un grand oiseau, elle s'élançait dans l'espace infini, montant, montant toujours, ou se rendait à la « bouche de la fente » le soir des funérailles, et là, se joignant au cortège divin, au moment où il pénétrait dans le monde nocturne, elle parvenait ainsi à la Terre promise, sise vers la partie occidentale du désert.

Mais cette âme n'était immortelle qu'à certaines conditions : elle demeurait toujours exposée à l'anéantissement définitif. Cette catastrophe se produisait pour les mêmes causes que celles qui avaient provoqué la première mort, tels le venin des serpents et des scorpions, la dent des bêtes sauvages, la faim, la soif et la vieillesse. Les Égyptiens qui désiraient que l'âme du cher disparu ne souffrît pas de ces maléfices, devaient adresser aux dieux des prières et leur offrir des sacrifices. Ces prières n'étaient pas, comme chez nous, supplicatives, mais impératives, et prononcées sous forme d'incantation. Le dieu adjuré selon la forme voulue n'avait pas, d'après leurs croyances, le droit de ne pas les exaucer, car lui-même avait révélé la manière dont il devait être imploré. Les Égyptiens accompagnaient leurs prières de sacrifices, consistant en volailles, viandes, légumes, pour payer le dieu de l'usage qu'on l'obligeait de faire de sa puissance.

M. Maspéro nous donne dans son intéressant ouvrage[1] la traduction d'une de ces suppliques :

« O dieux de l'Horizon, qui présidez à la voie céleste, si vous désirez jouir de la vie complète de Toumou, vous oindre de vos parfums, vous parer de vos vêtements, recevoir vos gâteaux d'offrande, prenez la main de ce roi Pepi et menez-le au champ d'offrande, pour qu'il vous donne sa gloire parmi les glorieux, sa domination parmi les dieux, pour qu'il vous présente une grande proposition de pains, de liqueurs, de gâteaux, etc., etc.

« O Pepi, puisque ton âme est là parmi les dieux, parmi les lumineux, c'est ta crainte, qui agit sur leurs cœurs, etc., etc. »

Par ces prières, ils mettaient ainsi en fuite les êtres venimeux et annulaient l'effet du poison ; ils chassaient les bêtes féroces, et empêchaient les douloureuses morsures. Ils avaient d'autres moyens encore de protéger contre la faim et la soif l'âme ou le double.

Pour les Égyptiens, la faim et la soif étaient représentées comme deux substances, deux êtres qu'on avalait comme des aliments, mais qui agissaient comme des poisons, si l'on ne contrebalançait pas leurs effets par l'absorption d'une nourriture plus réconfortante. Aussi comprenons-nous cette sentence lue sur la Pyramide du roi Teti, l. 74-79[2] :

---

[1] *Bulletin de l'Institut Égyptien*, 1886, p. 30 et suiv.

[2] *Pyramide du roi Teti*, dont le texte fut traduit par M. Maspéro.

« C'est l'horreur de Teti, que la faim, c'est l'horreur de Teti, que la soif, et il ne l'a point mangée et point bue. »

Cette faim et cette soif chassaient parfois le double de sa tombe, il devait alors se nourrir de ce qu'il trouvait sur le sol, c'est-à-dire de rebus et d'ordures.

Afin qu'il ne souffrît point la pénurie d'aliments et de boisson, on représentait, sur les parois des chambres funéraires, des offrandes destinées à délivrer son double ou son âme de ces cruelles alternatives. Raison pour laquelle l'invocation suivante est écrite sur une des parois de la chambre funéraire de Teti, destinée à faire croire à la faim et à la soif qu'elles se trouvent en présence d'un dieu :

« O Faim, ne viens pas à Teti, va à Nou, détourne-toi vers l'océan divin, car Teti est rassasié. C'est du pain de froment d'Hor, qu'Hor a mangé, et que lui fait sa fille aînée, qu'il est rassasié, qu'il prend sa pleine part. Teti n'a pas faim comme Shou. Teti n'a pas soif comme Tafnout, car les quatre génies fils d'Hor détruisent cette faim qui est dans le ventre de Teti, cette soif qui est sur les lèvres de Teti.

« La faim de Teti est avec Shou, la soif de Teti est avec Tafnout. Teti subsiste du pain de chaque matin, qui vient en sa saison. Teti subsiste de ce dont Shou subsiste. Teti mange de ce dont Shou mange. » (La Pyramide du roi Teti, l. 53-61. [1]

Non seulement la faim, la soif, étaient à redouter pour le double, mais aussi la vieillesse.

Contre ce maléfice, les Égyptiens possédaient l'eau de Jouvence, l'eau qui rajeunissait les membres, et que l'on puisait aux tourbillons du Nil, en certains endroits mystérieux des cataractes.

La garantie la plus efficace de l'Égyptien contre les maléfices que lui annonçait sa religion, était son identification avec les dieux, non une assimilation mystique, mais une opération toute matérielle, consistant en une absorption et en une digestion des dieux par le mort. C'est ce qui explique les scènes de chasse, de pêche, de vie champêtre, représentées sur les parois des tombeaux.

Certaines de ces scènes représentent le départ du mort pour la chasse, la prise d'oiseaux ou d'animaux sauvages, dont les serviteurs abattent les têtes ou qu'ils égorgent, et le repas auquel le défunt assiste sous sa forme corporelle.

Le Bi, en règle avec les dieux, ayant appris les prières nécessaires pour se faire reconnaître et respecter d'eux, peut parcourir la terre et les cieux librement, ainsi que les espaces infinis du monde de l'au-delà. Afin d'honorer ce Bi, et pour qu'il ne souffrît pas de la faim et de la soif, les Pha-

---

[1] *Pyramide du roi Teti*, dont le texte fut traduit par M. Maspéro.

raons instituèrent des jours de fête spéciaux, où ils se rendaient en grande pompe dans la chapelle funéraire des ancêtres.

Des statues, des bas-reliefs, représentant les traits des chers disparus, étaient disposés autour des parois de ces chapelles. C'est afin d'honorer ses ancêtres que Thoutmosis III de Karnak fit graver, quinze siècles avant Christ, les portraits ou les noms de ses prédécesseurs, non pour les adorer, mais pour vénérer leur Bi. Les Égyptiens ne pratiquaient pas l'idolâtrie, mais la progonolâtrie : le Bi ou âme devant retrouver et posséder son corps en parfait état, afin de pouvoir subsister, cette raison obligea les Anciens à pratiquer l'art de l'embaumement. Mais son corps momifié pouvant disparaître d'une manière ou d'une autre, on y suppléa au moyen de statues qui lui servaient de support ou de double, cette image remplaçait alors le corps, tout en assurant la tranquillité de l'âme.

La famille du mort pouvant s'éteindre ou tomber dans la pauvreté, et ne plus avoir les moyens de subvenir aux dépenses des offrandes, on institua alors la mode de faire graver dans les temples, des stèles portant le nom du défunt et ses qualités.

Cette manière de voir s'est perpétuée jusqu'à nos jours, où pour des raisons différentes, il est vrai, on célèbre encore la messe des morts, et l'on fait réciter des prières pour les âmes des trépassés. Les gens du peuple ou même les personnes aisées, n'obtenaient pas toujours du Pharaon l'autorisation de construire une stèle dans le temple, aussi s'adressèrent-ils au clergé qui, contre rémunération préalable, obviait à la loi.

Par ce moyen, les offrandes, les sacrifices, que les prêtres étaient chargés d'offrir aux dieux pour le Bi de telle ou telle personnalité marquante, parvenaient aussi aux Bis d'autres personnes, car sur toutes les stèles, l'on peut lire cette phrase : « Tout ce qui apparaîtra sur la table d'Amon sera pour le Bi de tel ou tel. »

Afin d'éviter que tel ou tel Bi pût être privé de sa nourriture par la destruction d'un temple, on imagina même de faire graver des stèles à son adresse dans d'autres lieux de culte, comme ceux consacrés à Osiris, à Phtah, à Amon, situés à Abydos, à Memphis, à Thèbes, etc.

Ces statues ne devaient donc pas, comme chez les Grecs, éterniser les traits de la beauté, de la force, mais bien rappeler aux enfants l'ancêtre disparu et servir de support au double, au Bi.

Chez ce peuple, les hommes ne jouissaient pas seuls de ces privilèges, mais aussi leurs femmes qui étaient considérées comme leurs égales.

Adoptant ces principes d'égalité, et désirant conserver la terre à leurs fils, les Pharaons eux-mêmes, devaient épouser parfois leur sœur, tels Nitokais de la VIe, Semiophris, de la XIIe dynastie.

C. Des demeures éternelles.

Afin de conserver au Bi son enveloppe mortelle, et de placer près d'elle son double, les Égyptiens durent nécessairement construire à cet effet des demeures où elle pût éternellement reposer en paix et en sécurité.

Aussi bâtirent-ils des pyramides, des mastabas, des hypogées plus ou moins riches, selon la fortune des trépassés ou de leurs proches. Ces tombeaux contenaient toujours une chambre funéraire, communiquant avec des caveaux creusés profondément dans le roc ou la terre, et dans lesquels ils déposaient les dépouilles terrestres et périssables de ceux qu'ils avaient aimés et honorés.

Ce sont ces raisons qui nous aident à comprendre pourquoi le touriste, le savant, peuvent retrouver tant de vestiges d'un passé si glorieux, tant de pièces archéologiques intéressantes, quoique plusieurs aient déjà été détruites par le temps, par la main des hommes ou par les éléments naturels.

Parmi ces cimetières égyptiens, qui furent tous ordonnés avec soin, pour que les survivants pussent facilement retrouver les tombeaux de leurs parents, nous citerons Gisch, Dahshour, Saqqarah, qui fournirent au Musée du Caire une quantité de richesses, puis Memphis, Thèbes, où les rois et Pharaons du Nouvel Empire et de l'ancienne Égypte dorment de leur dernier sommeil ; puis encore Tell-el-Amarna, Siout, Danagla, Abydos, Coptos, etc., etc., pour ne mentionner que les principaux.

Ces cimetières, bien ordonnés quant à l'arrangement des tombes et leur propreté, n'étaient pas pour les Égyptiens l'endroit où le mort est couché pour toujours, afin d'y dormir son dernier sommeil. C'était le lieu où l'on se tient, le lieu du bonheur, la maison de l'existence. Ce sommeil ne devait pas être interrompu, comme le croient les chrétiens, par la trompette de l'Archange, qui doit réveiller, pour le jugement dernier, les générations passées.

Essayons de donner un aperçu de la disposition des caveaux où étaient inhumés les corps, des chambres funéraires où se tenaient les cultes, où l'on déposait les offrandes. Ces caveaux et ces chambres étaient renfermés soit dans les mastabas, les hypogées ou les pyramides et qui, construites selon des données spéciales, pouvaient varier suivant les époques.

Chacun connaît les formes majestueuses des pyramides, sépultures des rois de l'Ancien et du Moyen Empire. Toutefois, la disposition de leurs chambres offre un certain inconnu, et les peintures de leurs corridors des traits caractéristiques à la religion, aux us et coutumes et à l'histoire de l'Égypte.

L'ouverture conduisant à l'intérieur est pratiquée au milieu de la façade, sous la première assise de maçonnerie. Presque carrée, fermée par une pierre énorme, elle donne sur un couloir incliné qui conduit à la chambre. Ce couloir se trouvait rempli de blocs de calcaire de grandes dimensions, ou de lourdes herses de pierre qu'on laissait retomber après l'ensevelissement, pour empêcher les voleurs de s'introduire par cette ouverture et de violer ces lieux de repos, contenant parfois de véritables trésors.

Les chambres funéraires, au bout du couloir, contenaient le sarcophage, monolithe de grandes dimensions, des monceaux d'offrandes et tout un mobilier funéraire.

Sous la V⁰ et la VI⁰ dynastie, les parois intérieures de ces chambres se couvrent de textes religieux dont le but est d'assurer au mort la vie éternelle, en l'assimilant aux dieux. Au dehors, devant la face Est de la pyramide, une chapelle funéraire avec ses dépendances atteignant les dimensions d'un temple, était l'endroit où se faisaient les cérémonies du culte funéraire adressé à l'âme du roi défunt. De nombreux bas-reliefs, représentant des scènes de la vie usuelle et des scènes d'offrandes, couvraient les murailles.

Les simples particuliers, les hauts fonctionnaires se construisaient, dans le voisinage immédiat de la tombe royale, des tombeaux d'un type un peu différent, les mastabas, sorte d'énormes blocs de maçonnerie dans lequel se trouvent un certain nombre de chambres décorées de scènes analogues à celles des chapelles funéraires royales et servant également au culte mortuaire. Au-dessous, à une assez grande profondeur, le caveau funéraire avec le sarcophage auquel donne accès un puits vertical, soigneusement comblé après l'ensevelissement.

Dans la Haute-Égypte, on creusait les tombeaux dans le flanc de la montagne, et c'est ce type de sépulture qui finit par prévaloir à partir du Nouvel Empire thébain (vers 1500 avant J.-C.). Les rois, abandonnant le système des pyramides, firent creuser dans des vallées perdues et dans la montagne, ces immenses syringes, aux parois couvertes de textes et de représentations relatifs à la vie de l'âme dans l'autre monde, tandis que la chapelle funéraire, vrai temple monumental, se trouve loin de là, dans un quartier de la capitale. Les particuliers creusent leur tombe dans le rocher : elle se compose de chambres accessibles aux vivants, réservées au culte funéraire et décorées de peintures, qui retracent la vie de tous les jours, image de la vie que doit mener le double dans son tombeau ; et d'un caveau soigneusement muré, inaccessible au fond de son puits. Le principal élément de décoration d'une tombe est la stèle qui a, en même temps, une valeur magique, puisque certaines des inscriptions, qui la couvrent, à côté de celles contenant les noms, titres et qualités du défunt, renferment des formules ayant la propriété, soit d'accréditer le défunt auprès des dieux, soit de transformer en mets réels pouvant servir à sa nourriture, les offrandes déposées dans la tombe. Ainsi le texte suivant, traduit d'Amelineau [1] : « Royale offrande à Amon, maître des terres de la double terre, à Osiris, présidant à l'Amenti, être bon, juste de voix, au dieu Grand, maître du diadème Atef. Au prince maître de la crainte, grand de la terreur, à Anubis, momificateur sur sa montagne, maître de la terre sainte, afin qu'ils donnent tout ce qui apparaît sur leur table chaque jour, au vicaire en chef des magasins Entef, juste de voix, il dit : O vous qui vivez sur la terre, hommes, prêtres, scribes, maîtres des cérémonies : vous qui entrerez dans cette demeure funèbre, vous qui aimez la vie et repoussez la mort, qui louez les dieux de vos pays, et n'avez pas goûté les mets de l'autre monde, quand vous reposerez dans vos tombeaux, puissiez-vous transmettre vos dignités à vos enfants ! Soit que vous récitiez les paroles gravées sur cette stèle, comme il convient à un scribe, soit que vous les écoutiez réciter, dites ainsi : « Royale offrande à Amon, maître des trônes de la double terre (Égypte) afin qu'il donne des milliers de pains, des milliers de liquides, des milliers de mets, de chair de volailles, des milliers de bottes de lin, des milliers de toile, au double de grand chef héréditaire, qui marche en avant, décoré du collier de vie, le compagnon unique qui remplit le cœur du roi, comme commandant de ses archers, qui protège les protecteurs de ses archers, qui compte ses amis, qui conduit l'élite, qui amène les souverains dans leur place, le commandant des commandants, etc., etc. Il donnait la direction aux hommes, il a chassé les rebelles, et donné le repos à l'homme tranquille... il a repoussé le bras du malfaiteur... il a abaissé l'épaule de l'orgueilleux... il a soumis les séditieux... il a détruit les rebelles... »

« Ce fut un sage, muni des connaissances, jugeant exactement de ce qui était vrai, il discernait l'ignorant de l'homme instruit et distingué, l'officier habile de l'homme sans mérite, etc. »

Comme le tombeau, le sarcophage varie de forme suivant les époques : d'abord simple caisse rectangulaire en bois, il devient peu à peu anthropoïde, c'est-à-dire qu'il reproduit en une certaine mesure la forme générale de la momie et est décoré d'une face humaine. Ces sarcophages sont ornementés différemment, suivant les époques : ils portent soit des représentations relatives à la vie dans l'autre monde, soit des figurations d'objets, remplaçant ainsi le mobilier funéraire, soit surtout des textes, ayant pour but d'assurer à l'âme la vie future et d'empêcher sa destruction totale. Ces textes, très développés, sont souvent aussi écrits sur des rouleaux de papyrus, déposés sur la momie elle-même.

---

[1] *Annales du Musés Guimet*. XXIX, f⁰ 438.

D. De l'embaumement.

Les pratiques de momification ne datent pas des premiers temps de l'histoire de l'Égypte : les hommes de l'époque prédynastique se contentaient d'ensevelir leurs morts, couchés sur le côté dans une fosse peu profonde ; le climat, le sol très sec du pays se chargeant à eux seuls de les conserver. Peu à peu, on en vint à chercher des procédés assurant une conservation plus parfaite, de sorte qu'on les enveloppa dans des sacs en toile ou en cuir, déposant près d'eux, des urnes contenant les aliments et les boissons nécessaires à leur subsistance, diverses armes de chasse et de guerre, des engins de pêche, ce qui se pratiquait d'ailleurs chez tous les peuples primitifs.

Petit à petit, les idées religieuses s'étant transformées, les prêtres cherchèrent au moyen de résines à conserver au Bi sa dépouille mortelle et à lui assurer ainsi la tranquillité dans la vie de l'au-delà. Ainsi fut institué l'embaumement, au sujet duquel les écrivains et les scribes d'alors, à l'exception d'Hérodote, restent muets.

Les embaumements [1] égyptiens étaient accompagnés de cérémonies religieuses et de transactions commerciales. La maison de l'embaumeur était à la fois un caravansérail et une enceinte réservée aux pompes funèbres.

Le directeur ou *Choachyte*, connaissait seul les secrets de la conservation des corps, et seul il avait le droit de les appliquer. S'il vendait son habileté à un prix élevé aux riches, il était tenu de faire gratuitement l'embaumement des pauvres, de fournir les bandelettes avec lesquelles il entourait la momie.

Ce fonctionnaire avait de nombreux auxiliaires : les prêtres, les tarycheutes, ou porteurs de cadavres, les parachistes, qui faisaient les incisions réglementaires, enfin des artisans, des manœuvres, des menuisiers ou fabricants de bières, des tisserands, qui préparaient les bandelettes de lin que l'on faisait venir de Saïs, des hommes de peine portant les outres ou les amphores remplies de l'eau sacrée du Nil.

Tous ces subordonnés ne jouissaient pas de la même considération, quoique plusieurs appartinssent au clergé non officiant, et possédassent leur dignité par droits héréditaires. Ces droits se transmettaient de père en fils dans certaines familles, qui avaient reçu cette grâce du Pharaon.

On s'éloignait instinctivement du tarycheute, mais le véritable bouc émissaire de la maison de l'embaumeur, était le parachiste : son contact souillait le cadavre ; à peine avait-il pratiqué les incisions avec son couteau

---

[1] *Dictionnaire des Sciences médicales*. Voir art. **Embaumement** par **MM.** Hahn et Thomas.

en pierre d'Éthiopie, qu'il se sauvait à toutes jambes : sans cette précaution, les assistants n'eussent pas manqué de le récompenser avec force bourrades et coups, pour l'assommer ensuite, croyant faire un acte méritoire en le punissant, ou pour marquer plutôt un semblant de condamnation pour le profanateur du cadavre.

On trouvait chez les embaumeurs des rouleaux de cordes, des bandelettes, des amulettes de toutes formes, des triangles, des colonnettes, des couteaux, des scarabées, des statuettes funéraires, des cercueils de différents prix, depuis la boîte à peine équarrie aux bières sculptées et ornementées, revêtues de laque et de métaux précieux.

D'autres prêtres présidaient aux cérémonies funèbres : ils portaient le masque d'Anubis à la tête de chacal, ou bien ils dirigeaient les chœurs des enfants cachés sous le masque d'Horus.

A la tête de chaque momie se tenait une pleureuse costumée en Isis, et aux pieds, une autre en Nephthys.

Des mélodies étranges sortaient, la nuit comme le jour, de la maison d'embaumement, psalmodies lentes ou cris aigus, qui contribuaient à augmenter la vénération craintive qu'on portait à ce lieu.

La maison des embaumeurs était divisée en trois parties, la première accessible au public, la seconde où celui-ci n'entrait jamais, et qui servait de salle d'anatomie ; la troisième servait de dépôt où les parents et amis pouvaient pénétrer pendant quelques instants, afin de prendre les cadavres embaumés de leurs défunts.

Dans la première salle, les parents choisissaient la classe dans laquelle ils désiraient voir inhumer leurs morts : ils désignaient le cercueil de bois peint, dont trois modèles leur étaient présentés, les prix d'achat étant indiqués sur les couvercles. La première qualité revenait à un talent d'argent équivalant à 4500 fr. de notre monnaie courante ; la seconde valait 20 mines ou 1500 francs, la troisième était d'un prix modique, comme le rapporte Diodore de Sicile, soit fr. 93 —.

Les prêtres égyptiens représentaient la première inscription sous la forme d'une divinité, dont Hérodote ne mentionne même pas le nom, et que nous supposons être Isis, inscription ordonnant de procéder à l'embaumement parfait, c'est-à-dire à l'éviscération.

Lorsqu'un décès survenait dans une famille, les femmes se couvraient le visage d'un voile et parcouraient la ville les cheveux en désordre, poussant des cris désespérés et pleurant.

Après ces manifestations de douleur, les hommes apportaient au laboratoire de l'embaumeur le cadavre, choisissant sans prononcer une parole l'un des trois modèles qu'on leur présentait, abandonnant ensuite le local et laissant le corps entre les mains de ceux qui devaient le préparer pour l'éternité.

Voici ce qu'Hérodote [1] nous rapporte sur la manière de pratiquer l'embaumement 450 ans avant Jésus-Christ.

Les embaumeurs, dit-il, travaillent chez eux et procèdent à l'embaumement suivant trois modes de faire, dont voici le premier :

1. *Premier mode d'embaumement.*

Après avoir fracturé l'os ethmoïde et une partie du sphénoïde, ils tiraient le cerveau par les narines à l'aide d'un fer recourbé. Puis on remplissait la cavité par des aromates et des résines. On utilisait, à cet effet, un maillet en bois, un stylet de métal et un petit ciseau. Le corps étant étendu par terre, le scribe traçait sur le flanc gauche l'endroit, où l'incision devait commencer, et celui où elle devait finir. Le parachiste pratiquait alors l'incision avec un silex tranchant, que les Anciens dénommaient Pierre d'Éthiopie et qui est connu par les géologues modernes sous le nom de Caillou d'Éthiopie.

Aussitôt cette incision pratiquée, il prenait la fuite, poursuivi par les assistants, qui lui lançaient des pierres et le maudissaient.

On retirait ensuite les viscères et toutes les parties molles, à l'exception du cœur et des reins, qui devaient rester en place ; puis on lavait la cavité abdominale avec du vin de palmier ; on la remplissait ensuite de myrrhe, de casse, d'aromates, d'asphalte, à l'exception de l'encens, qui ne pouvait être utilisé à cet effet. On recousait ensuite les téguments.

Le corps était alors lavé et salé ; on le recouvrait de natron pendant soixante-dix jours.

Ce laps de temps expiré, le corps était oint à nouveau avec de l'huile de cèdre ; on l'enduisait de baumes et on l'enveloppait de bandelettes, que l'on recouvrait d'une dissolution de gomme arabique, dont les Égyptiens se servent habituellement comme de colle.

Puis on dorait ou peignait la figure du défunt ; les bandelettes entourant le corps étaient parfois ornées de dessins et d'hiéroglyphes peints avec soin et d'une grande beauté.

Dans cet état, les parents retiraient le corps, l'enfermaient dans un étui en bois de forme humaine, et le plaçaient verticalement contre la paroi d'une salle spéciale destinée à cet effet. Telle est la méthode la plus magnifique d'embaumer les morts.

2. *Deuxième mode d'embaumement.*

Les personnes désirant éviter une forte dépense, choisissaient cette seconde méthode, consistant à remplir des seringues d'une liqueur onctueuse

[1] *Hérodote*, Livre II, chap. 85-88.

de cèdre, qu'on injectait ensuite dans le ventre du mort, sans pratiquer d'incision. Cette liqueur introduite dans le fondement, on en bouchait l'orifice pour empêcher le liquide de s'écouler.

Puis on plaçait le corps pendant soixante-dix jours dans une solution alcaline. Ce laps de temps écoulé, on sortait celui-ci, et on donnait issue à la liqueur injectée qui entraînait avec elle les viscères dissous.

Le natron, desséchant les chairs, il ne restait plus que les muscles, les os et la peau. Le corps, ainsi préparé, était ensuite entouré de bandelettes, à l'exception de la figure que l'on peignait en rouge. Ces bandelettes étaient recouvertes de la même pâte utilisée précédemment, et l'on rendait le cadavre à la famille qui procédait à l'inhumation.

3. *Troisième mode d'embaumement.*

Ce dernier, réservé aux pauvres, consistait à déposer le cadavre pendant soixante-dix jours dans une solution alcaline de natron, puis à l'entourer de bandelettes.

Un quatrième mode d'embaumement non décrit par Hérodote, était encore pratiqué. On entourait de bandelettes les cadavres des personnes très pauvres et les inhumait dans le sable à un mètre de profondeur, ainsi que le prouvent les momies retrouvées dans cet état.

Les corps de l'une ou de l'autre classe étaient alors conduits à leur dernière demeure, très simplement pour les classes pauvres, en grande pompe chez les puissants.

Des danseuses, des chanteurs, des femmes pleurant et geignant, criant et se lamentant, citant les hauts faits du trépassé, ses titres et qualités, précédaient le char funèbre, tiré par des bœufs attelés deux à deux. Les parents et amis suivaient, et l'on descendait le cercueil par la cheminée placée parfois sur le toit de la mastaba aboutissant au caveau funéraire creusé dans le roc.

Le corps, ainsi descendu, était déposé dans le sarcophage préparé par le mort lui-même, les porteurs déposaient alors des quartiers de bœuf, que l'on venait de sacrifier, et en se retirant, fermaient l'ouverture du couloir, en abaissant les herses et déposant des grosses pierres disposées à cet effet.

La dépouille funèbre était aussi transportée, parfois, dans une grande barque ornée de fleurs de lotus, et accompagnée d'une quantité de petites barques remplies d'offrandes et de fleurs.

E. Des sarcophages.

Les Égyptiens distinguaient trois sortes de sarcophages, ceux qui étaient destinés aux demeures éternelles, ceux qui servaient à un séjour provisoire, et que l'on utilisait, soit pour le transport d'un corps, soit en attendant que celui de la nécropole fût achevé, et ceux enfin qui servaient aux deux usages.

Ces sarcophages étaient construits de diverses manières, soit en pierre, en granit rose ou en basalte noir, soit en bois façonné, dans des troncs de sycomore « neh-neht », arbre très répandu alors en Égypte, et dénommé aujourd'hui par nos botanistes, *Ficus sycomorus*.

On sculptait sur les couvercles de ces sarcophages en bois, comme du reste sur ceux taillés dans la pierre, l'image ou double du mort, puis le masque d'Isis ou d'Osiris, et l'on traçait à la pointe, ou l'on peignait sur les côtés, des sentences ou des scènes de la vie du défunt, des transports funèbres, des repas dans l'au-delà, des têtes d'animaux, etc., etc.

Les scènes peintes sur les sarcophages pouvaient varier : elles sont généralement des illustrations de la vie et des actions du trépassé, ou elles ont trait à la vie de l'au-delà.

Telle figure représente des bateaux de pêche avec leur équipage ; d'autres, les serviteurs de la mort ou du mort occupés à leurs travaux, des pétrisseuses préparent des gâteaux, des esclaves transportent des sacs de froment, ou des outres remplies de vin ou d'eau, des cuisinières à leurs fours, un bouvier conduisant son troupeau suivi d'un laboureur allant aux champs, son hoyau sur l'épaule, puis des paysans passant la herse sur les sillons au moyen d'un bâton muni de rondelles.[1]

Les sarcophages en bois étaient ensuite enduits d'une forte couche de peinture luisante, préparée avec de la résine de gomme, dont on n'est pas encore parvenu à reconstituer la composition.

Parfois aussi, les sarcophages en bois étaient déposés dans des sarcophages en pierre, portant aussi sur le couvercle l'image sculptée du mort que l'on pleurait.

Ces sarcophages reposaient généralement sur un socle en pierre, souvent ornementé de sculptures ou de peintures. On y déposait des amulettes, des bijoux ou d'autres menus objets. Parmi les nombreuses amulettes découvertes par les égyptologues, le scarabée aux ailes ouvertes ou déployées, était sans contredit la plus usuelle. Cet animal, se renouvelant de lui-même selon leurs conceptions, représentait l'éternité et la résurrection. Son image gravée sur l'amulette était déposée dans la momie même, pour lui tenir lieu du cœur, qui, momentanément, la quittait, devant se présenter au tri-

[1] Voir *Annales du Musée Guimet*. **XXX**. Paris. 1902.

binal d'Osiris. Raison pour laquelle cette amulette en pierre ou en terre était gravée d'inscriptions ayant trait à l'âme : le mort demandant qu'on lui rendît son cœur et le suppliant de revenir habiter en lui.

D'autres amulettes représentent un voile dénommé Tet, qui devait selon les textes, identifier le sang d'Isis, préserver le mort de tout maléfice, et lui donner le pouvoir d'accompagner Osiris. Nous ne pouvons décrire dans cette petite introduction l'hypocéphale, la colonne de lotus, etc.

F. De la vénération de ces demeures.

Malheur à l'homme impie, qui violait une de ces demeures éternelles, soit pour s'emparer des trésors qui y étaient renfermés, soit pour déposer la momie d'un des siens, à la place de celle qui en était propriétaire !

La mort ne suffisait pas, suivant les croyances égyptiennes, à châtier l'impie, mais il devait encore souffrir les pires tourments, comme nous pouvons nous en rendre compte par le texte suivant :

« O chefs, prophètes, prêtres officiants, hommes qui viendrez après moi, dans des milliers d'années, si quelqu'un efface mon nom pour mettre le sien à sa place, Dieu le rétribuera en détruisant son image sur la terre, si quelqu'un martelle mon nom de sa stèle, Dieu le traitera pareillement. »

Que serait devenu le Bi privé ainsi de son double, de son support ?

Chassé du séjour des dieux et rejeté sur la terre des vivants, il prenait la forme d'un spectre ou d'un démon, se vengeant sur les survivants de l'homme impie et sur ses descendants, jusqu'au jour où la misère, la pauvreté, la persécution l'eussent rejeté dans le néant de la seconde mort.

Superstition, dira-t-on, mais qui subsiste pourtant encore parmi les fellahs du XXᵉ siècle. Ceux-ci détruisent toutes les statues dont les tombeaux ont été profanés, de peur que le Bi ou l'âme des anciens Egyptiens ne cherche à se venger sur eux.

Dans les caveaux funéraires, les Egyptologues ont en outre découvert, lors de leurs nombreuses fouilles, des instruments ayant été utilisés pour inciser la peau des corps à embaumer, des maillets en bois et des stylets métalliques. Ils y ont trouvé de petits ciseaux, servant à fracturer l'os ethmoïde, puis des crochets propres à extraire le cerveau, des cuillers utilisées soit à contenir les substances nécessaires à remplir les cavités abdominales, soit à éliminer les liquides épanchés dans les cavités splanchniques des cadavres; des instruments pointus, propres à perforer la peau et à faire des points de suture, etc., instruments dont l'usage se rapporte au mode d'embaumement décrit par Hérodote.

CHAPITRE II

Description sommaire de quelques momies et comptes-rendus des analyses entreprises par de nombreux savants sur les corps résineux employés pour l'embaumement.

Comme nous l'avons dit, la littérature ancienne de l'embaumement est à peu près nulle, à l'exception de quelques vagues notions rapportées par Diodore de Sicile et Hérodote.

Les prêtres possédant seuls les secrets de l'embaumement et de la conservation du corps, ne divulgaient à personne la formule du mélange des substances, qu'ils utilisaient.

Aussi ne peut-on affirmer, que la myrrhe, la casse, etc., décrites par Hérodote, fussent les substances utilisées par les Anciens et connues aujourd'hui sous ces dénominations. Les Égyptologues mêmes, étudiant les formules concernant certains corps résineux, ne parviennent pas, malgré toute leur érudition, à démêler quel pouvait être tel ou tel produit, dont le nom paraît s'adapter à plusieurs corps résineux, Tel celui d'anti.

Seules des analyses chimiques, entreprises selon les données modernes, peuvent conduire à la détermination certaine de ces corps.

Nous comprenons ainsi, qu'il ne fût pas facile aux Anciens de pénétrer les secrets du temple d'Amon et que ses prêtres ne fussent pas désireux de divulguer leurs procédés lucratifs, étant donné les prix élevés exigés par eux pour l'embaumement.

Que de vies ont été consacrées à l'étude des momies égyptiennes !

Cette sortie du tombeau après plus de 40 siècles, cette apparition, qui réunit le passé au présent, rend tangible la réalité historique, affaiblie il est vrai, et comme effacée par le lointain des âges. Tout cela forme un spectacle merveilleux, qui a son prestige, sa grandeur, son attrait. On voudrait connaître pour mieux comprendre, savoir pour mieux étudier, découvrir pour mieux réaliser.

C'est en présence de pareils phénomènes de conservation, qu'on entend parfois des personnes exprimer le vif regret, que l'art de l'embaumement se soit perdu avec ces prêtres.

Ce sont ces raisons, qui poussèrent quelques savants à rechercher quelle pouvait bien être la composition de la masse utilisée pour la conservation de corps datant d'environ 3 ou 4000 ans avant notre ère, et nos médecins à collaborer de leur côté à ces recherches.

Esquissons rapidement dans ce chapitre les données des médecins, la position des momies et le mode d'enroulement des bandelettes, mentionnons les objets divers trouvés dans les sarcophages, pour entreprendre ensuite plus spécialement l'étude des corps résineux analysés jusqu'ici.

A. Description sommaire des momies et du contenu des sarcophages.

Si nous ouvrons aujourd'hui un sarcophage, nous voyons en premier lieu un masque ou linceuil recouvrant la momie de la tête aux pieds, portant, pour les femmes, la tête d'Isis et pour les hommes, celle d'Osiris, cette dernière peinte en vert, couleur symbolique de ce dieu dont les traits sont de même représentés parfois sur l'extérieur du sarcophage.

Les bandelettes entourant la momie portent parfois des hiéroglyphes peintes, des petits dessins, diverses scènes variées, des scarabées, un uta ou œil ouvert, symbole de l'immortalité ; des colliers de perles parfois disposés sur toute la momie, qui l'enserraient comme les mailles d'un filet.

On y trouve parfois aussi des papyrus, où est racontée la vie du défunt, sa parenté, sa filiation, ses actes de bravoure et ses bonnes actions ; en outre, quelques versets ou sentences tirés du livre des morts, si ce dernier n'avait pas été déposé dans le sarcophage. Ces versets sont des prières destinées à apaiser la colère des dieux, à chasser les démons qui pourraient se trouver sur le chemin que suit le Bi en se rendant dans l'au-delà.

Puis encore des phylactères, tablettes d'ivoire ou d'os, considérés à tort pendant de nombreuses années par nos égyptologues comme des anathèmes. Elles étaient aussi parfois en bois, en métal, en argile, et l'on représentait généralement sur une de leurs faces des uta (yeux, oreilles, doigts, etc.). Les yeux servaient à renforcer la vue du Bi, les oreilles son ouïe pour mieux entendre la réponse des dieux, les doigts son toucher, la plante des pieds devait soutenir le Bi dans la marche, le conduire dans le bon chemin aboutissant au ciel égyptien.

Ceci explique pourquoi le professeur Czermann[1], examinant en 1851 une momie du Musée de Prague, découvrit dans le ventre de celle-ci un petit paquet bien enveloppé qui, nettoyé et privé de ses résines adhérentes, ren

[1] *Die Real Encyclopedie der gesammte Heilkunde.* III Ed. VI B. Seite 327.

fermait l'épiderme de la plante des pieds, comme il le reconnut à l'examen microscopique.

Il remarqua ensuite, en examinant les deux pieds de la momie, que leur plante était privée de son épiderme.

On trouve en outre dans les sarcophages de nombreuses amulettes sculptées dans du bois de sycomore, qui sont parfois disposées sous les bandelettes de la momie, et représentent des scarabées, le dieu Phtah, le dieu Dudu : amulettes dorées, comme le prescrivait le livre des morts, f° 155, et qui devaient ouvrir au Bi les portes de l'éternité.

Les Égyptiens[1] déposaient en outre dans les sarcophages ou dans les caveaux funéraires divers objets que le mort avait utilisés de son vivant : des instruments à disséquer pour le chirurgien : des livres religieux pour le prêtre : des sacs à semences pour l'agriculteur; des miroirs et des peignes pour la femme : des balles et des jeux divers pour les enfants : puis des figurines représentant des dieux capables d'aider à conduire l'âme ou Bi dans la vie de l'au-delà, d'intercéder pour elle et de lui faire obtenir les faveurs des dieux, capables aussi de la faire recevoir dans le lieu très saint : puis encore des viandes, des légumes, des fruits, que le Bi consommerait pour se réconforter.

Bien des années avant que nos savants modernes ne s'adonnassent à l'étude si intéressante des momies, le Dr Verneuil écrivait (en 1826) à M. Passalacqua[2] une lettre, où il relate ses observations personnelles.

Il dit avoir distingué deux sortes de momies parmi celles qu'il avait étudiées physiologiquement et anatomiquement. Les unes étaient lourdes, dures, difficiles à rompre, remplies intérieurement et imprégnées extérieurement de baume de Judée, mélangé parfois à des corps résineux : d'autres étaient desséchées, alcalines, comme si elles avaient été trempées dans une dissolution de natron.

Le Dr Verneuil ajoute qu'il n'est pas d'accord avec la méthode, telle qu'elle est décrite par Hérodote, concernant l'extraction des viscères et des intestins au moyen d'incisions. Les momies examinées ne présentant jamais de cicatrices caractéristiques sur le côté, mais bien à l'anus, preuve évidente, que cette élimination des parties molles du ventre avait dû être pratiquée à l'aide de dissolvants liquides, comme c'était d'ailleurs le cas pour la masse encéphalique.

Le Dr Delattre[3], par contre, fait savoir à M. Passalacqua, qu'il est parvenu par l'examen des momies, à déterminer trois modes d'embaumement, se rapportant à ce que l'historien grec Hérodote écrivait à ce sujet.

---

[1] Am Nil, N° 3084. *Bibliothèque universelle*, réclame f° 69 et suiv. (Livre allemand.)
[2] *Catalogue raisonné et historique des antiquités découvertes en Égypte*. Paris, 1826, par M. Passalacqua.

Le Dr Fouquet[1] donne la traduction d'un texte qui nous laisse entrevoir une partie de la vérité, texte provenant du papyrus Rhind :

« Tu sors en joie de ce lieu, on t'a fait huit incisions pendant trente-six jours. Enfin tu sors au dehors. Je fais pour toi ce qui est prescrit dans le grand lac de Chons, pour te ramener à la salle de Txesant-à, ton lieu. Là, on t'a fait encore neuf ouvertures, pour compléter les dix-sept ouvertures jusqu'au soixante-dixième jour, à cause des dix-sept at (membres) de ce dieu : à savoir : sept portes à la tête, quatre à la poitrine, deux aux jambes, deux aux bras, une au ventre, une au dos, en somme dix-sept en soixante-dix jours. »

Il ajoute que les momies de Deir-el-Bahari se rapprochent beaucoup de ce qui est dit dans ce texte, et l'examen nous fera connaître en outre à quoi servaient ces ouvertures.

Une momie bien conservée des prêtres d'Amon, quand on l'a privée de toutes ses bandelettes et des deux couches de bitume, qui l'enfermaient, laisse voir les jambes étendues parallèlement, les bras ramenés le long du corps ou légèrement croisés au-dessus du pubis.

La peau est partout lisse et propre, absolument rasée, seuls la barbe, les cheveux, les sourcils et les cils existent et sont en place. La bouche, les narines, les yeux et les oreilles sont recouverts d'une couche de cire vierge hermétiquement close, saupoudrée de résine de cèdre. Sous la cire, la bouche close cache les dents : les lèvres sont teintes en rouge, devenu foncé par le temps.

Sous les paupières mi-closes et bombées, comme si l'œil existait encore avec sa forme naturelle, se trouve une boulette de chiffons sur laquelle le dessin de l'iris est grossièrement représenté.

Les narines débouchées laissent voir le chemin par lequel un crochet, traversant l'ethmoïde, a permis d'extraire la matière cérébrale suivant l'usage.

La plaie classique du flanc gauche, souvent recouverte par un oudja en cire, laisse entrevoir en dessous une poudre grise, parfois mélangée à des tissus de linge et à des poudres aromatiques.

La cavité abdominale des momies d'un âge plus récent contient en outre, au milieu de la poudre grise, les viscères enroulés, préalablement traités dans un bain alcalin, remplaçant par ce procédé nouveau les canopes ou vases funéraires des époques antérieures.

Le cou, la poitrine, les bras et les jambes sont bourrés de la même composition que le ventre, mais ne renferment jamais de débris végétaux.

La peau avec une faible partie du tissu cellulaire, ne contient plus, à

---

[1] *Bulletin de l'Institut égyptien*, III 9 mars 1896, et *Tarycheutes et Coachytes*, p. 13, de M. F. Revillout.

part le squelette, que les tendons auxquels adhèrent à peine quelques faisceaux musculaires. Tout le reste est arraché, lacéré, détruit, remplacé par du limon desséché dont la peau est remplie, de façon à rappeler la forme du corps dans son état primitif.

La peau a généralement été tranchée en biseau par le Tarycheute, ce qui permettait de fermer hermétiquement les lèvres des plaies et de les dissimuler dans les plis.

Il s'en trouve une à chaque bras et à chaque avant-bras, une à chaque cuisse et à chaque jambe, une de chaque côté de la bouche, une au nez pour la perforation de l'ethmoïde, une à chaque œil, une sous le flanc gauche; la dix-septième, qui se trouve au dos, est longitudinale et placée à la partie inférieure du sacrum.

Le Dr Fouquet dit ne pas avoir trouvé les deux ouvertures de la poitrine décrites dans le papyrus Rhind.

Le Dr Rouelle[1] ne connaît par contre que deux manières d'embaumer les momies :

a) Celle se pratiquant sans incision :
b) celle se pratiquant à l'aide d'incisions.

Il dit que dans le premier cas, l'extraction des viscères dut s'opérer par le fondement, alors que dans le deuxième les viscères furent enlevés à l'aide d'incisions. Tandis que les unes étaient remplies de corps résineux aromatiques, les autres étaient bourrées d'asphalte. Toutes celles décrites par lui possédaient encore leurs dents, leurs cheveux et leurs sourcils, parfois la barbe; les traits du visage étant reconnaissables.

Chaque partie du corps d'une momie était, suivant sa description, enveloppée séparément de bandelettes imprégnées de corps résineux.

L'attitude de la tête, du corps et des jambes formait une ligne droite, à l'exception des bras et des mains.

Ils sont, pour les hommes et les nouveau-nés, généralement étendus le long du corps; pour les femmes d'un certain âge croisés sur la poitrine, alors que ceux des jeunes filles sont étendus le long du corps, l'avant-bras replié avec les deux mains jointes sur le ventre, symbole de la chasteté.

S'agissait-il d'obéir à une coutume religieuse qui commandait de disposer ainsi les membres (c'est l'avis du Dr Rouelle) ou simplement d'une habitude pouvant varier suivant les provinces ? Ainsi que nous pouvons le remarquer actuellement, certaines personnes exigent lors de l'inhumation d'un de leurs proches, que le défunt soit revêtu d'un drap, d'une chemise, alors que d'autres veulent que celui-ci soit enseveli, revêtu de ses habits de gala; il est donc probable que les anciens Égyptiens n'aient pas suivi un

---

[1] *Etude historique et Critique des embaumements.* Dr Parcelly, Lyon 1891.

mode de faire unique, mais qu'ils se soient conformés aux us et coutumes
de leurs provinces. On peut d'ailleurs s'en convaincre, en comparant les
diverses momies représentées dans le *Guide des chambres égyptiennes* du
British Museum à Londres.

Le *Bulletin de l'Institut égyptien* de 1896, fol. 95, signale la découverte
d'une momie provenant des catacombes royales de Deir el Bahari dont le
corps, entouré de bandelettes, ne portait aucune trace d'incision. On émet,
quant à sa mort, l'opinion suivante dans les milieux scientifiques. Cet individu devait avoir été atteint d'une maladie contagieuse, et c'est pour cette
raison qu'on n'avait pas procédé à l'embaumement régulier.

La disposition des corps momifiés dans une attitude correcte et parfaite
de repos, n'avait donc pas été toujours respectée. Ainsi la momie de
Miriamon a la tête penchée sur l'épaule droite de façon convulsive, sa
bouche béante est tirée vers la droite, contractée douloureusement ; sa poitrine soulevée violemment ; ses bras se jettent en avant d'un geste raide,
ses mains se tordent, la jambe droite s'enlace autour de la gauche, les pieds
crispés ; le corps est comme agité par les dernières convulsions de l'agonie.[1]

Un fait plus remarquable encore fut signalé en 1897, page 81 du même
Bulletin, concernant la découverte d'une autre momie enfermée dans une
caisse blanche sans inscription, qui ne permit pas de constater son iden-
tité, fait qui n'était pas conforme aux lois et règlements d'alors.

Voici en résumé les faits :

On remarqua, le sarcophage une fois ouvert, qu'une peau de mouton
enveloppait la momie, et on découvrit après l'enlèvement des bandelettes,
une couche de natron de couleur blanchâtre, chargée de graisse humaine
onctueuse au toucher, fétide et légèrement caustique. Un second maillot se
trouvait au-dessous de celle-ci, puis une autre couche de natron et enfin le
cadavre. Celui-ci n'avait pas été ouvert, et les viscères que l'on enlevait
généralement, étaient à leur place habituelle, preuve qu'aucun liquide pré-
servatif n'avait été injecté par l'anus. On s'était contenté de répandre avec
une grande habileté autour du corps, les substances propres à la conservation du cadavre, voulant ainsi par ce moyen, écourter les soixante dix-jours
prévus pour l'embaumement réel.

Le Dr William Gross constata en outre, que l'individu avait dû être em-
poisonné. La contraction du ventre, de l'estomac, des traits du visage, le
mouvement désespéré par lequel la tête se rejette en arrière, l'expression
de douleur atroce répandue sur le visage, sont autant d'indices certains, que
le malheureux avait dû succomber, soit à l'asphyxie, soit à des accidents
tétaniques dus à l'absorption d'un toxique végétal.

[1] Voir *Bulletin de l'Institut égyptien* 1886, fᵒ 27.

Les bras tordus par la souffrance étaient, ainsi que les jambes, retenus en place par de fortes ligatures, et l'on dut s'en remettre aux bons offices des embaumeurs pour faire disparaître toutes traces du crime.

Cet homme pouvait avoir de 22 à 23 ans.

Était-ce un compétiteur au trône, ou un amoureux qu'il s'agissait de faire disparaître ? Les égyptologues mêmes ne peuvent résoudre ce dilemme.

Ainsi, non satisfaits de mettre à mort la victime en question, les personnes, qui désiraient sa mort, maudissaient encore son âme dans l'autre monde, en enveloppant son corps dans une peau de mouton, et la rendaient un afrite, en le déposant dans un sarcophage sans nom, donc sans double.

Les docteurs Gannal [1], Sucquet [2], Wilkinson [3], de Moulet [4], Pierret [5], Martin [6], de Bauwens [7], Hahn et Thomas [8], Parcelly [9], Laskowski [10], Bombard [11] étudièrent tous successivement la conformation des momies et publièrent pour la plupart des travaux intéressants, ainsi que les médecins anglais P. J. Pettigrew [12], le professeur Dr Elliot Smith [13], qui écrivit une quantité de documents inédits fort instructifs, et le Dr John Wood, pour ne citer que les plus célèbres.

Nous lisons en outre dans la *Revue des Deux Mondes* (1911) qu'une curieuse expérience fut entreprise par le Dr Prof. Richet, qui dit :

« On a pris les chairs d'une vieille momie humaine datant de trois ou quatre mille ans, dont on a fait l'extrait musculaire. L'injection de ce liquide à des cobayes les a rendus sensibles au sérum musculaire humain, et uniquement au sérum humain. Ce qui prouverait, s'il était nécessaire de l'établir, que la constitution chimique du corps humain n'a pas notablement varié depuis quatre mille ans. »

Nous ne pouvons dans cette introduction étudier plus à fond cette question si intéressante de l'aspect externe et interne des momies.

Le célèbre égyptologue Mariette [14] nous apprend que la longueur des ban-

---

[1] *Histoire de l'embaumement.*
[2] *De l'embaumement chez les anciens et les modernes.*
[3] *Dictionnaire des sciences médicales.*
[4] *Thèse de Lyon.* 1881.
[5] *Les cimetières et la crémation.*
[6] *Inhumation et crémation.* Bruxelles 1890.
[7] *Dictionnaire des sciences médicales.* Lettre E.
[8] *Étude critique et historique des embaumements.*
[9] *Les méthodes d'embaumement chez les anciens et les modernes et conservation des pièces anatomiques.* Genève 1890.
[11] *Cours de médecine légale.* Toulon 1888.
[12] *History of Egyptian Mumies.* London, 1834.
[13] *Report on the Unwrapping of the Mummy of Menephtat.*
[14] *Bulletin de l'Institut Egyptien*, 1885.

delettes utilisées pour envelopper une momie atteint souvent de 4 à 5000 mètres. Gannal [1] décrit cet emmaillottement comme suit :

De nombreuses bandes de toile sont appliquées les unes sur les autres au nombre de 15 à 20 centimètres d'épaisseur, serrées et entrelacées avec adresse. Elles sont presque toujours imprégnées de corps résineux et de bitume de Judée.

Le corps embaumé est en outre recouvert d'une étroite chemise lacée dans le dos, et serrée sous la gorge, chemise que l'on remplaçait parfois par une large bande entourant le cadavre.

B. Analyses chimiques entreprises jusqu'en 1911 par divers savants, concernant les résines utilisées par les anciens.

Nous étudierons encore rapidement les résultats analytiques obtenus par des études chimiques, sur les corps résineux employés par les anciens pour l'embaumement.

Quant aux données des Anciens, nous citerons celles de Dioscoride, Livre I, Chap. 105, qui présume que la masse utilisée pour l'embaumement était préalablement chauffée puis enduite sur le cadavre, tandis qu'Hérodote et Diodore de Sicile prétendent que cette masse était formée de vin de palmier, de casse, de myrrhe et de diverses épices, à l'exception de l'encens.

En 1699, Pénicher [2], ancien garde des marchands apothicaires de Paris, présumait que la composition des corps utilisés pour conserver les cadavres, devait être de l'asphalte et du bois de cèdre.

Nous lisons dans le *Journal de chimie médicale* 1828 que la masse utilisée par les Anciens pour la conservation des momies devait se composer de myrrhe, de beurre de muscade? de storax et de copeaux ligneux de cèdre.

En 1826, le Dr de Verneuil [3] décrit comme suit, ses analyses et la composition de la masse provenant du crâne de la momie 1596 : Elle est formée de beaucoup de sable, de quelques fragments argileux, mélangés avec de l'asphalte non additionné d'une substance alcaline, alors que celle recueillie dans les canopes contenant les entrailles incinérées, formait une masse brune noirâtre et poussiéreuse, mélangée à des copeaux de bois de cèdre et à du natron. Il trouva même dans le vase cinéraire 771 des linges imprégnés de sang. La cavité abdominale de la momie 1554 était par contre remplie de substances résineuses mélangées à des débris de bois de cèdre, de bois de santal et à du natron, qui est facilement décelé.

---

[1] *Histoire de l'embaumement.*
[2] *Embaumement selon les anciens et les modernes.*
[3] *Catalogue raisonné et historique des antiquités découvertes en Égypte.* Paris 1826, par Passalacqua.

Quant aux substances provenant de sarcophages d'animaux sacrés, le Dr Verneuil s'exprime comme suit : « C'est du baume de La Mecque, fort reconnaissable à son odeur, à sa couleur jaune et à sa transparence. » Il ne put en outre déterminer le contenu des vases ayant été utilisés en pharmacie, quoique dans un de ceux-ci il crut distinguer de la myrrhe, et dans d'autres des matières balsamiques.

M. Julien de Fontenelle, professeur de chimie médicale à Paris, écrivait à la même époque à M. Passalacqua[1], une lettre dans laquelle il lui communiquait le résultat de ses analyses. Le baume contenu dans le très beau vase 708 est, dit-il, d'une consistance molle, d'odeur et de saveur âcres. Il est à demi transparent, mais recouvert d'une poudre brunâtre, qui l'altère un peu. Les essais d'analyses, quoique incomplets, nous paraissent suffisants pour nous permettre d'avancer que la substance n'est point un baume, attendu que l'on ne trouve aucune trace d'acide benzoïque, et que ses caractères la rapprochent plutôt de l'asphalte ou baume de Judée.

M. J.-F. A. Perrot[2] prétend par contre que les Anciens utilisaient pour embaumer leurs cadavres, du baume à « momies », résine découlant de l'arbre, qui porte son nom et, qui fut probablement donné et attribué aux momies elles-mêmes.

Bonelle[3] dit n'avoir jamais pu déceler la myrrhe dans le cours de ses analyses, ni déterminer aucun autre corps résineux.

Le professeur Gauthier donne, dans le *Bulletin de l'Institut égyptien*[4], les résultats de deux analyses de corps extraits de momies des prêtres d'Amon, XXIe dynastie, et qu'il décrit comme suit :

1. Poudre minérale servant à bourrer les momies de la XXIe dynastie.

Cette poudre, de couleur grisâtre, est en minime partie soluble dans l'eau. Cette solution contient des sulfates, des chlorures de soude, de chaux et de traces de fer. La partie insoluble est formée de silicates, d'acide phosphorique, d'acide carbonique, d'aluminium et de chaux.

2. Étude d'une pâte recouvrant une momie d'enfant.

Cette pâte est presque totalement insoluble dans l'eau, et fond sur une lame de platine en charbonnant légèrement. L'alcool bouillant enlève au produit un corps blanc organique.

[1] *Catalogue raisonné et historique des antiquités découvertes en Égypte*. Paris, 1826, par M. Passalacqua.

[2] *Essai sur les momies*. Nîmes, 1846, par J.-F. A. Perrot.

[3] *Étude historique et critique des embaumements*. Lyon, 1891, par le Dr Parcelly.

[4] *Bulletin de l'Institut égyptien*. 1896, f° 95.

La solution aqueuse de ce corps est précipitée par l'azotate d'argent, etc. Cette pâte est formée d'eau, de sel de potassium, de chlorure de sodium, de sulfate de sodium, de carbonate de potassium, de carbonate de calcium et de matières ligneuses.

MM. Lortet et Gaillard [1], analysant diverses compositions provenant de sarcophages égyptiens, décelèrent qu'elles étaient formées de masses résineuses non déterminables, entourant de petits copeaux ligneux. Ces derniers examinés microscopiquement par M. le professeur Beauvisage proviennent du *Cyperus rotundus*. Soumettant les corps résineux à la distillation sèche, ils obtinrent comme M. Rouelle un distillat rappelant celui obtenu pour l'ambre.

Le Dr Pettigrew [2] préconise que la masse résineuse utilisée pour l'embaumement est formée d'asphalte, de résines et de baumes non déterminables, entourant des copeaux ligneux de cèdre et de santal.

Sous le titre : « Notes sur les résines égyptiennes utilisées pour l'embaumement par les anciens Égytiens [3] », M. Holmes rend compte des résultats de ses analyses que nous résumons comme suit : Revenant d'une exploration en Égypte, M. Flinders, lui remit une petite jarre en parfait état de conservation, qui contenait de la résine. Cette jarre fut exhumée d'un tas de décombres provenant des ruines de Naucratis, ville grecque, fondée au XXe siècle avant notre ère, qui entretenait des relations commerciales suivies, avec la mère-patrie.

La résine contenue dans cette jarre pesait 8 onces : elle était opaque, de couleur brunâtre extérieurement et jaunâtre intérieurement. Chauffée ou mâchée dans la bouche, elle se ramollissait en dégageant l'arome caractéristique de la térébenthine de Chios, mélangé à celui du fenouil.

Analysée par M. E.-J. Easte, chimiste au laboratoire de la Société, cette résine se dissout facilement dans les divers véhicules, tels l'éther, l'alcool, le chloroforme, etc., donnant des solutés fluorescents et déposant parfois de petits précipités. Sa réaction est acide.

Examinée en solution d'acétone au polarimètre, il ne fut pas possible de préciser son pouvoir rotatoire, tandis qu'au microscope on apercevait de petits cristaux identiques à ceux que donne la térébenthine de Chios.

Se basant sur ces résultats, M. Holmes conclut à la présence de cette résine, fait très intéressant, dit-il, au point de vue pharmaco-historique, quoique feu M. Fluckiger, le célèbre pharmacognoste, l'eût déjà prévenu.

[1] *Faune momifiée de l'Ancienne Égypte*. Lyon, 1905.
[2] *History of Egyptian Mumies*. London, 1834.
[3] *The Pharmaceutical Journal and Transactions*. 17 nov. 1888. Livre XIX. P. 317.

que les anciens Égyptiens devaient connaître cette oléorésine, puisque Dioscoride, vivant en Asie Mineure dans les années 77 et 78 après Christ, la mentionnait déjà, ajoutant que l'arbre, qui la fournissait, était originaire de la Judée, de la Syrie et de la Libye.

Cette résine exportée, en outre, par les ports de l'Arabie Pétrée, était déjà connue de Théophraste, vivant dans les années 370 à 285 avant Christ dans l'île de Lesbos, qui la mentionne dans ses études pharmacognostiques.

M. Holmes entreprit, en outre, l'analyse d'une autre masse résineuse, qui lui fut remise par M. Perry.

Cette résine provenait d'un sarcophage ayant été, selon toutes les apparences, la demeure funéraire d'un grand personnage, puisque sa momie avait été inhumée dans le cimetière d'Hawara, province de Fayum, en Basse-Égypte.

Cette résine, chauffée à la flamme, dégageait des vapeurs d'acide benzoïque ; son odeur vanillée rappelait le benjoin ; sa couleur était brun-rougeâtre. Le peu de substance obtenue ne permit pas à ce chimiste d'entreprendre d'autres expériences ; mais, se basant toutefois sur le dégagement des vapeurs d'acide benzoïque, et sur l'odeur vanillée de ce corps, il conclut à la présence du benjoin de Siam. Tous les pharmacognostes déclarent cependant, dit-il, que le benjoin était inconnu des Anciens, qui utilisaient probablement le styrax. Il cite comme preuve de ce qu'il avance, Dioscoride, Pline, qui décrivaient le benjoin ou styrax comme une résine solide, formée de larmes onctueuses, dégageant une odeur balsamique, très appréciée des Anciens. Il dit, en outre, que dans l'Ecclésiaste, chap. XXIV, v. 45, le styrax, utilisé en Palestine, est comparé, pour son odeur, au galbanum, à l'onyx et au benjoin.

M. Holmes ajoute, qu'il lui paraît invraisemblable, que les Égyptiens n'aient pas connu le benjoin, alors qu'en Judée, on utilisa pour la construction du Temple de Salomon du bois d'aloès, qui fut, selon les textes, mentionné fréquemment avec celui du benjoin, dénommé onyx ou myrrhe, et comparé, pour l'opacité de ses larmes, aux ongles des hommes.

M. le professeur Tschirch cite dans son magnifique travail[1] les analyses chimiques suivantes :

a) celle de Blumenbach (1870), qui crut déceler de la myrrhe ? de la colophane ? du laudanum ? et parfois de la résine de cèdre ;

b) celle de John qui préconisa la présence de la résine du *Pinus halepensis*, de l'asphalte, de la poix de cèdre, ainsi que du tamarin, et des copeaux ligneux de cèdre.

[1] *Handbuch der Pharmacognosie*. 1910, f° 473.

M. von Luschan ayant envoyé à M. le professeur Tschirch une résine d'un vase funéraire de l'ancienne Égypte, celui-ci la remit en 1909 pour l'analyser à M. Bécheraz. Les résultats obtenus sont les suivants :

Les réactions qualitatives firent découvrir des traces de fer et du charbon. Cette résine se dissolvait dans les divers solutés, en donnant des solutions fluorescentes en vert, tandis que dans le chloroforme elles étaient fluorescentes en bleu rougeâtre. Sa solution éthérée agitée avec des solutions aqueuses de carbonate d'ammonium, de carbonate de sodium et de potasse caustique ne lui donna aucun résultat positif. Cela ne correspond pas avec les résultats, que nous avons obtenus, en analysant cette même résine[1].

M. Bécheraz avait ensuite soumis à la distillation sèche dans le vacuum le résidu amorphe, dur et rouge, que l'éther évaporé et privé de ses acides avait abandonné. Il obtint ainsi :

1° Quelques gouttes oléagineuses, d'odeur désagréable, rappelant celle de la créosote : puis un corps se solidifiant même dans le tuyau de l'appareil à distillation. Il obtint de 300 à 360 des corps distillés bruns et noirs, se solidifiant au froid, dont l'odeur rappelait celle des huiles lourdes du goudron.

Les produits obtenus étant trop minimes, il ne put continuer ses recherches chimiques.

Ayant analysé en 1904 *le mastic et le Caricari elemi*[2], M. le professeur Tschirch remit ensuite à M. Reutter une résine provenant d'un sarcophage carthaginois, avec mission d'en entreprendre l'étude chimique, quant à la présence du mastic.

En voici les résultats :

Les indices d'acidité sont compris entre 50,96 et 51,24 : les indices de saponification entre 72,8 et 73,6. La réaction de ces résines est acide dans les divers solutés.

Les solutions éthérées, agitées successivement avec des solutions aqueuses de carbonate d'ammonium, de carbonate de sodium, donnent à ces dernières des acides correspondant à ceux décelés dans le mastic, tant au point de vue des indices d'acidité qu'à celui des points de fusion.

Pour les résènes, les résultats des combustions correspondent à ceux que donne la *mastico-résène*.

Ire analyse :

Pour 0,4112 gr. de substance 0,3213 gr. CO_2 et 0,10026 gr. H_2O.

---

[1] Voir deuxième partie, chapitre III, page 61 de notre travail.

[2] *Ueber Mastix Caricari Elemi, und verschiedene Gräberharze aus Karthago*, L. Reutter, pharmacien. 1904. Berne.

2ᵉ analyse :

Pour 0.04821 gr. substance 0.4387 gr. CO_2 et 0.0439 gr. H_2O.

Correspondant :

Trouvé I	Trouvé II	En moyenne
C 78.8	C — 78.44	78,6
H — 10.07	H — 10.11	10.09

Formule

$C_{36}H_{56}O_1$

qui, calculée en %. donne

C — 78.26
H — 10.14

Formule identique à la *masticorésène*.

Il obtint en outre, par la distillation aux vapeurs d'eau, une huile essentielle dont l'odeur rappelle le mélange du thymol, du menthol et du camphre. Les réactions caractéristiques au *thymol* sont positives.

Afin de compléter ces études d'analyses chimiques sur les résines ayant été utilisées pour l'embaumement, nous résumerons le travail de M. A. Lucas[1] F L C publié au Caire en 1911, ainsi que ceux d'autre savants.

M. Lucas dans son ouvrage, fait précéder ses recherches scientifiques d'une petite introduction. Il déclare ne pouvoir préciser l'époque à laquelle, on utilisa pour la première fois l'art de l'embaumement pour la conservation des corps, art qui dut être déjà connu 2700 ans avant Christ, ainsi que le prouve la momie conservée au Collège Royal de médecine à Londres, qui remonte à la Vᵉ dynastie de l'ancien empire. Nous lisons en outre Genèse, L. 2 à 26, que les corps de Jacob et de Joseph furent embaumés.

Bien des cadavres datant d'environ 3300 ans avant notre ère, se conservèrent pourtant intacts, sans avoir été préalablement soumis à la momification artificielle. Ils furent conservés par la dessication dans des tombeaux creusés dans le sable, sous un climat sec et chaud.

La Bible, Hérodote et Diodore de Sicile, nous parlent seuls de cette coutume, le premier de ces deux écrivains ayant parcouru les principales villes de l'Égypte et les contrées avoisinantes 450 ans avant notre ère, et le second 44 ans avant Christ. Tous deux s'adonnèrent à l'étude des coutumes et mœurs du pays et de ses habitants.

Nous avons déjà rappelé leurs conclusions concernant la manière de pratiquer l'embaumement.

M. Lucas, dans son ouvrage (fᵒˢ 5 et suiv.), nous donne premièrement les résultats de ses analyses concernant le natron, si souvent décrit et uti-

[1] *Preservative materials used by the Ancient Egyptians in Embalming.* Cairo 1911.

lisé par les Anciens pour la momification. Nous les résumons comme suit :

Ce sel est formé d'un composé de carbonate de sodium, de bicarbonate de sodium, de chlorure de sodium, de sulfate de sodium, d'eau et de corps insolubles dans l'eau, variant, quant à leurs proportions, selon les momies examinées. Les opinions varient quant à l'utilité et au mode d'emploi du natron, comme nous pouvons nous en rendre compte en comparant les comptes rendus de MM. Lortet et Gaillard [1] et du professeur Elliott Smith [2].

MM. Lortet et Gaillard préconisent l'immersion des corps, des linges, des vêtements entourant les corps, dans des bains de natron résineux, liquide conservateur et antiseptique ; par contre, d'autres savants admettent l'immersion entière des corps dans une solution de natron, comme MM. Lortet et Gaillard, mais n'admettent pas que l'on ait aussi imprégné les bandelettes et les vêtements de cette solution : ils invoquent pour appuyer leur manière de voir :

1. La bonne conservation des tissus fibreux des linges, qui n'eussent pu supporter l'alcalinité du natron.

2. L'acidité des tissus, qui eussent alors donné des réactions alcalines. [3]

Nous ne pouvons nous étendre plus longuement sur la manière d'utiliser le natron. Bornons-nous dans cette introduction, à étudier les diverses analyses concernant les résines qui nous intéressent plus particulièrement.

M. Lucas, dans ses nombreux travaux, de même que les chimistes qui analysèrent jusqu'ici ces résines, ne suivirent pas malheureusement, dans leurs recherches, les méthodes scientifiques modernes, qui consistent à décomposer ces corps en acides résineux et en résènes. Ils se contentèrent d'en prendre l'indice d'acidité, de saponification, de jode, d'ether, et le point de fusion. Or, ces résultats ne pouvaient leur fournir des données positives, quant à la présence de telle ou telle matière résineuse.

Ces indices donnent, lorsque les corps résineux ne sont pas mélangés à d'autres résines, des résultats approximatifs mais non déterminants, indices variant forcément, suivant le mélange préparé. Voir Dietrich [4].

Ceci dit, nous comprenons que les résultats énoncés par M. Lucas soient négatifs ou dubitatifs, comme ce chimiste nous l'avoue d'ailleurs en indiquant pour les résines ou corps résineux, qu'ils sont indéterminables, ou probablement formés de telle ou telle substance.

Dans le cours de ses analyses, M. Lucas examina, au point de vue chimique les masses résineuses provenant des cavités abdominales et cérébrales :

[1] *Faune momifiée de l'ancienne Egypte* Lyon, 1909.
[2] *A contribution to the study of Mummification.*1906.
[3] Voir Dr Schmidt. *Chemische und biologische Untersuchungen Mumienmaterial*, 1907.
[4] *Analyse des résines, baumes*, etc. de Dietrich.

il y décela généralement le natron, et parfois des corps organiques résineux ou des matières résineuses non déterminables. (Voir f° 14 Tab. I et suiv.) Partant de 10 grammes substances, il découvrit :

Ingrédients	Analyse A	Analyse B	Analyse C
Corps minéraux insolubles dans l'eau	°/₀ 4,5	°/₀ 4,40	°/₀ 3.46
Corps minéraux solubles dans l'eau — $Na_2 CO_3$	5,4	6.3	6.28
$Na\,HCO_3$	0,25	1.44	0.97
$Na\,Cl$	9.98	9.5	2,63
$Na_2 SO_4$	2,07		3,2
Matières organiques et indéterminables solubles dans l'eau	1.2		1.54

Voici d'autres résultats chimiques concernant les corps résineux étudiés par M. Lucas :

N°	Matières volatiles à 100°	Solubilité				Cendres			Indice d'acidité		Indice de saponification
		Ether	Ether de pétrole	Alcool absolu	Eau | Alcool	Insolubles dans l'eau	Solubles dans l'eau	Total	Direct	Indirect	
	°/₀	°/₀	°/₀	°/₀	°/₀	°/₀	°/₀	°/₀	257.4	259,0	259,0
1300 07	1.9	58,40	rien	69.8	12.20	7.66	0,34	8.0	84.6	243.3	224.5
303 08	2.2	47,4	0.04	69.4	10.9	6.4	0.7	7.10			
597 10			0.2	65.40	10.20	6.00	1.60	7.60			
598 10			0.8	46.5	14.4	7.8	1,4	9.2			

Se basant sur les travaux du Dr Pettigrew, du Dr Granville et du Dr Verneuil, qui en préconisaient la présence, M. Lucas croit pouvoir certifier que la myrrhe forme un des composés résineux de la masse servant à l'embaumement.

Puis. continuant ses recherches, il décela dans plusieurs de ces résines des corps gommeux, dont il entreprit l'analyse résumée dans ce tableau, mais sans pouvoir en déterminer la provenance :

N°	Matières volatiles à 100	Solubilité dans				Cendres		Total
		Ether	Ether de pétrole	Alcool	Eau	Insolubles dans l'eau	Solubles dans l'eau	
		°/₀	°/₀	°/₀	°/₀	°/₀	°/₀	°/₀
297 08		3.2	9.6	5.10	4,07	2.8	1.6	4.40
298 08	4.8	5.0	1.4	9.56	45.3	3.56	4.24	4.8
304 08	2.3	.6	0.4	6.5	27.9	54.7	0.4	55.1
579 10			0.7	2.7	40.9	2.5	3.2	5.7
582 10			Traces	4.6	52.3	4.4	5.0	9.4

Parmi les résines mélangées dont il entreprit l'analyse. il ne put non plus déterminer la composition des masses 964. 984. 301. etc., donnant toutefois, plusieurs tabelles énumérant ses diverses recherches et résul tats.

Ainsi jusqu'ici aucun savant n'est arrivé. chimiquement parlant, à dé composer ces résines et à les identifier par leurs acides résineux. leurs résènes ou leur essence.

M. Lucas. abandonnant l'étude des corps résineux. obtint des résultats positifs pour les autres corps. ayant pu être mélangés dans la masse ser vant à l'embaumement.

Nous avons cité l'asphalte dont Hérodote[1] indique même la provenance tels Zacynthus Pieria. Andericca. Diodore[2] ne les mentionne même pas en parlant de l'embaumement. Il croit pouvoir certifier que cette masse pouvait provenir de la Mer Noire. où les barbares l'exploitaient pour l'expédier en-

[1] I 179, IV 195. VI 149.
[2] 19. 99.

suite en Égypte. Pline[1], Tacite, Strabon[2] donnent aussi des descriptions sommaires du bitume exploité sur les bords de la Mer Morte pour être ensuite exporté en Égypte et servir aux embaumements.

Parmi les savants modernes, qui le décelèrent dans leurs analyses, citons le Dr Pettigrew, M. Rouelle, le Dr Granville, M. Ronyer (dans sa notice sur les embaumements chez les anciens Égyptiens), puis MM. Lortet et Gaillard[3].

M. Daressy[4] écrit en outre : Tout le linge était, ainsi que la peau, jauni, tâché ou brûlé par le bitume.

Le professeur Elliot Smith, le Dr Wood Jones et le Dr Reisner, parlent aussi, dans leurs comptes-rendus d'analyses de momies, du bitume de Judée ou asphalte que M. Lucas appelle synonymement bitume.

M. Lucas établit en résumant ses nombreuses analyses, plusieurs tabelles dont nous donnons l'exemple suivant :

N°	Matières volatiles à 100	Solubilité					Cendres	Soufre	Provenance
		dans l'Ether	d'Ether de Pétrole	l'Alcool	l'Alcool absolu	l'Eau			
	%	%	%	%	%	%	%	%	
1008 08	1,09	71,2	53,7	7,4	0,9	1,6	0,4		Syrie
626 10		53,8	44,6	9,7	0,7	5,4	1,4		Judée
1305 10		43,8	38,8	15,2	rien	3,6	1,5	8,58	Judée
1380 10			41,4	14,4	rien	3,2	0,6	8,85	Judée

Il déclare en outre que l'asphalte est caractérisé par son degré de solubilité dans l'alcool froid et sa grande solubilité dans l'éther de pétrole? Nous croyons savoir que le chloroforme, le sulfure de carbone, le dissolvent plus facilement.

M. Lucas conclut en disant que la matière utilisée pour l'embaumement est formée, suivant ses analyses, de bitume additionné de corps résineux.

[1] 34. 114.
[2] 16. 764.
[3] Faune momifiée de l'ancienne Égypte.
[4] Notes sur la momie de Thoutmosis IV. *Annales du service des antiquités*. Egypte, tome IV.

formant généralement une masse homogène (ce qui n'est pas toujours le cas. voir nos analyses), composée d'un mélange de ces divers corps. dont il ne peut entreprendre la combustion quant à leur pourcentage en hydrogène. en carbone. en oxygène. Par ce procédé, il obtenait naturellement de l'acétylène et des hydrocarbures.

En terminant son grand ouvrage, M. Lucas nous parle encore des étoffes et parties d'étoffes, que M. le professeur Elliot Smith et lui-même étudièrent quant aux tissus textiles. dont Hérodote donne déjà une description sommaire. Ils étaient tissés avec des fibres de lin courtes ou longues. fines ou grossières. dont nous n'entreprendrons pas l'étude.

Qu'il me soit ici permis de féliciter M. Lucas pour ses nombreux et intéressants travaux, tout en regrettant qu'il n'ait pas eu le temps. comme il le dit lui-même (f° 56). d'étudier les corps résineux, selon la méthode de M. le professeur Tschirch. mon vénéré maître.

M. Maspéro. dans son magnifique ouvrage [1]. nous donne la recette de l'extrait liquide surfin de styrax, selon les textes gravés sur une paroi du laboratoire du temple *d'Edfou*. qu'il résume comme suit. après en avoir étudié chaque particularité égyptologique.

On doit se procurer les ingrédients suivants :

1. Suc de caroube . . . . 0.375 gr.
2. Encens sec. Ire qualité . . . . 1.01 "
3. Écorce de styrax. Ire qualité . . . . . . 600 »
4. Calame aromatique . . . . 25 "
5. Asphalte (bois de convolvulus scoparius . . . 10 "
6. Mastic . . . . 10 "
7. Graines de violettes. . . . . 15 "
8. Vin très alcoolique . . . . 0.5 "
9. Eau . . . . q s "

M. Maspéro. étudiant les différentes compositions qui ont pu rentrer dans la masse de l'embaumement, décrit aussi une drogue dont les Égyptiens faisaient grand cas pour embaumer leurs momies. Nous voulons parler de l'asphalte ou bitume de Judée, dont sont remplis la plupart des corps d'hommes ou d'animaux embaumés, et que les égyptologues précédents avaient traduit par le mot résine. Il provenait alors de la Judée et de la Babylonie. comme Diodore (II. 48. XIX). 98. 90. Strabon (XVI. 2. 42). Discoride de *materia medica* 1, 95). Hérodote (I. 79). Diodore (11. 12). nous l'apprennent.

Recueilli sur les bords du Lac Asphaltite. il était l'objet d'un commerce important : les Syriens le convoyaient jusqu'aux divers ports de la Phénicie

---

[1] *Recueil des travaux relatifs à la philologie et à l'archéologie égyptienne et assyrienne.* Paris, 1894. f° 131.

(Diodore 190), et les iduméens le transportaient avec l'aide des caravanes nabathéennes soit en Égypte, à l'usage de la momification (Diodore XIX, 99, Strabon XVI, 2/45), soit chez les Sabéens, qui l'utilisaient dans leurs fumigations (Diodore II, 48, III, 47, XIX, 98-99, Strabon XVI, 4/19).

Arrivé à la fin de cette étude, signalons encore un fait très curieux: pendant des siècles on utilisa les momies comme médicaments. Voici une anecdote qui en fait preuve :

En 1674, le sieur de la Martinière, chirurgien sans patente, publia un petit livre intitulé : *L'Heureux esclave*, ou « relations des aventures du sieur de la Martinière : comment il fut pris par les corsaires de Barbarie et délivré : la manière de combattre sur mer, de l'Afrique et d'autres particularités[1] ». voir chapitre XXVI.

Comment se font les momies que l'on nous apporte et du mauvais usage de ce prétendu remède. « Un jour que je fus quérir quelques drogues chez Ben Moussa qui, outre qu'il étoit grand prêtre de la Loy, faisoit du médecin trafiquant de mumies, je le trouvay dans une chambre à raccommoder des corps mumiés, les entassant les uns sur les autres. Surpris d'en voir tant, je lui demanday d'où cela venoit et comment il en pouvoit avoir une si grande quantité. Je croyais, comme beaucoup d'autres, que les mumies se prenoient dans les sables de l'Arabie déserte ou de ces corps embaumés par les anciens Égyptiens, et que c'étoit un souverain remède pour guérir certaines maladies tant internes qu'externes : ce que lui témoignant, il se mit à rire et me dit que les chrétiens avaient bien peu de jugement de croire telle chose, puisque, en trente ans, il ne se trouva pas dix hommes de morts dans toute cette Arabie...

« Quant aux Égyptiens, il ne falloit pas croire qu'ils eussent pris tant de peine d'embaumer les corps de leurs princes, parents et bons amis, pour être mangés et servir de remèdes aux étrangers, qu'ils ont haïs de tout temps : si l'on trouvoit des chrétiens ou autres en emporter, ils seraient punis comme larrons et impies. Tous ceux qu'il avoit, étaient tous d'Alger qu'il mumioit ainsi.

« Je le priay de me faire voir comment il accommodoit ces corps, ce qu'il me promit, et me montra quelques jours après, étant mort, un pauvre misérable esclave tout galeux et ayant les écrouelles, qu'il acheta de son patron et en ma présence, lui ayant vidé le cerveau et ôté les entrailles, lui fit plusieurs incisions dans la chair, dans laquelle il mit d'une certaine gomme liquide et noire appelée asphalte, puis boucha toutes ces incisions de coton trempé dans cette liqueur. Ensuite ayant bandé toutes les parties de ce corps avec

[1] A Paris, chez Olivier de Varennes, au Palais, en la Galerie des prisonniers, au Vase d'or, avec privilège du Roi, MDCL, XXIV, in-42.

des bandes trempées dans la même liqueur, avec un vieux linceul, duquel l'ayant enveloppé je lui aiday ensuite à le porter dans un grenier, où il le laissa sécher pour le vendre avec d'autres, à quelques marchands chrétiens. Je vis quelque deux mois après, enlever ce même corps par un marchand italien, avec plusieurs autres qu'il avoit achetés de ce Juif, pour les emporter en son pays, afin de les vendre à des droguistes...

« Je m'étonne comme les médecins ordonnent de prendre de la mumie, sachant que la plupart de ces corps mumiés sont de galieux, ladres, verollez et pestiférez. »

Voici, cent ans plus tard, 1775, ce que, dit l'abbé Prévost dans son *Manuel lexique* au mot momie : « En terme de médecine on nomme momie ou mumie, des esprits qu'on suppose résidants dans les cadavres, auxquels on attribue des vertus pour la guérison de diverses maladies... D'autres nomment simplement mumie une substance liquide qui sort des corps embaumés avec un mélange de poix et d'asphalte. » Toujours est-il que la mumie se vendait au détail chez les apothicaires, ce qui explique en partie les raisons pour lesquelles tant de sépultures ont été violées et dévastées.

Mais aussi, quel goût fallait-il avoir pour avaler pareille drogue, quelle confiance en de tels médecins et quels résultats pratiques pouvait-on attendre de pareils médicaments ?!!

PREMIÈRE PARTIE

Etude des drogues pouvant avoir servi à former la masse résineuse de l'embaumement, tant chez les Egyptiens que chez les Carthaginois, et analyses de certaines résines non déterminées jusqu'ici pouvant aussi avoir été utilisées par eux.

CHAPITRE PREMIER

Description des drogues étudiées jusqu'ici avec leurs caractères chimiques spécifiques.

Nous étudierons premièrement, à la demande de M. Jéquier et d'autres égyptologues, les résines ayant pu être utilisées par les Égyptiens et les Carthaginois, pour la préparation de la masse résineuse employée dans l'embaumement.

Nous avons puisé ces données et réactions dans la *Pharmacopée helvétique*, IV, dans le cours de M. le professeur Tschirch, l'infatigable pionnier de ces études, dans les livres *Die Harze und die Harzbehälter*, de Tschirch, dans le *Précis de Matière médicale*, de M. le Dr Louis Planchon, professeur à Paris, etc.

Plusieurs chimistes pensant avoir trouvé du benjoin lors des analyses des masses résineuses provenant des sarcophages, nous étudierons premièrement ce *baume à tannol*, quoique nulle part, dans la littérature égyptienne, il ne soit fait mention d'un trafic commercial direct existant alors entre Sumatra, Siam et l'Égypte.

Le benjoin [1] s'obtient en pratiquant sur le tronc et les branches de cet arbre des incisions peu profondes. Il s'en écoule un suc laiteux, blanchâtre, qui se durcit à l'air, en devenant jaunâtre, voire même rouge brunâtre.

Il parvient actuellement dans le commerce, soit sous forme de fragments irréguliers, soit sous forme de larmes de couleur gris jaunâtre ou jaune brunâtre, de consistance friable. Son odeur est agréablement vanillée, sa saveur faiblement aromatique. Son indice d'acidité est compris entre 140 et 170. Son indice de saponification entre 220 et 240.

---

[1] *Le benjoin* = *Benzoes*, de la plante *Styrax-Benzoïn*, arbre croissant à Siam, à Sumatra, Malacca, en Indo-Chine.

Le benjoin brûle mal, dégageant une fumée blanchâtre, âcre, très odoriférante, un peu irritante pour les muqueuses. Il se dissout dans l'éther, l'alcool, l'acide acétique, le chloroforme, etc. Ses réactions sont acides.

Quant à ses réactions spécifiques :

Le benjoin en solution alcoolique se colore, par addition d'acide sulfurique, en rouge violacé, voire en rouge brunâtre, selon sa provenance : cette coloration est due aux résinols qu'il contient.

Une solution éthérée de benjoin, agitée avec une solution aqueuse de potasse caustique, donne, après décantation du liquide éthéré, un soluté aqueux qui devient laiteux par addition de lessive de soude, se précipitant même en un dépôt mucilagineux. Ce dépôt, par addition d'acide chlorhydrique, devient floconneux.

Une solution éthérée de benjoin, agitée avec de l'eau, donne une émulsion laiteuse, acide. Le benjoin, chauffé avec une solution aqueuse de permanganate de potasse, ne doit pas réduire celle-ci, ni dégager d'odeur d'aldéhyde benzylique.

Cette réaction est caractéristique au benjoin de Siam, qui ne contient pas d'acide cinnamique libre. Le benjoin contient de l'*acide benzoïque*, de l'*aldéhyde benzylique*, de la *styracine*, du *styrol*, de la *ranilline*, un peu d'*acide cinnamique*, selon sa provenance, et du *benzorésinol*.

Aussi longtemps que le benzorésinotannol n'aura pas été décelé, aucun chimiste ne pourra prétendre à la présence du benjoin dans les corps résineux qu'il analysera.

Il en est de même des assertions concernant le *baume de tolu*, le *baume du Pérou*, le *benjoin brésilien*, produits originaires de l'Amérique centrale et du Sud, pays non encore découverts, comme on le sait, au temps des anciens Égyptiens.

L'*aloès*, de l'*Aloès ferox*, plante croissant au Cap et dans la partie méridionale de l'Afrique, est un produit qui peut avoir été connu des Anciens.

De nos jours encore, les indigènes le préparent selon les méthodes primitives. Elles consistent à creuser dans la terre un trou que l'on tapisse intérieurement de peaux de chèvres et de chevaux, dans lequel les natifs déposent les feuilles épaisses et succulentes de cette plante. Ces feuilles, pressurées, abandonnent un suc végétal qui recueilli, est évaporé sur un feu libre, dans des casseroles en cuivre.

On confond fréquemment le résidu ainsi obtenu avec l'aloès de la Barbade, d'Aruba, de la plante *Aloë vera*, *Aloë barbadensis*, de Socotora, de la plante *Aloë Perryia A : Vulgaris*, de Zanzibar, etc., aloès se préparant tout différemment. Ces plantes appartiennent à la famille des *Liliacées*.

L'aloès officinal, pour ne décrire que celui utilisé en thérapie, quoique les autres possèdent, à beaucoup de points de vue, les mêmes propriétés, est formé de masses de formes variables, brillantes, amorphes, translucides ou opaques, un peu saupoudrées sur les faces externes, de couleur brune foncée, à cassure conchoïdale.

L'aloès, exposé à la chaleur, fond et brûle avec une flamme éclairante aussi longtemps qu'il est exposé à l'action du feu. Il est très soluble dans l'eau bouillante, donnant des solutés brunâtres, acides : insoluble dans l'éther, le chloroforme, le sulfure de carbone, l'éther de pétrole.

Ses solutions aqueuses se troublent après refroidissement, en déposant une masse résineuse visqueuse.

Elles forment, par addition d'eau de brome, un précipité jaunâtre abondant.

Une solution aqueuse d'aloès prend, par addition d'un peu de borax en poudre, une fluorescence verdâtre. Un soluté d'aloès, traité préalablement par du benzol, se colore en rose, par quelques gouttes d'ammoniaque.

L'aloès, chauffé avec de l'acide nitrique, jusqu'à complète évaporation, abandonne un résidu, qui, lavé avec de l'eau, se dissout en se colorant en rouge violacé dans l'eau ammoniacale.

Dans un mélange, nous parvenons à déceler l'aloès en l'agitant avec de la benzine : nous obtenons ainsi un soluté qui, à chaud, se colore, additionné de quelques gouttes d'ammoniaque, en rose violacé.

Il contient de l'*aloerésinotannol*, se colorant en brun rougeâtre par les alcalins : en bleu verdâtre par le perchlorure de fer : en gris verdâtre par l'acétate neutre de plomb.

Il contient encore un peu d'*huile essentielle*, des *éthers*, de *l'acide cinnamique*, de *l'acide paracoumarique*, de *l'aloïne* et de *l'émodine*.

Un produit dont nous avons pu, au cours de nos analyses, déceler la présence est le *styrax*, provenant du *Liquidambar orientalis*, arbre croissant en Asie Mineure, au nord de la Syrie, à Rhodes, appartenant à la famille des *Hamamélidées*. C'est un produit pathologique, quoique sa plante soit parcourue par de nombreux canaux sécréteurs. Les Turcomans de l'Asie Mineure pratiquent des incisions sur le tronc de ces arbres, tout en enlevant des bandelettes d'écorce et râclant même le liber.

L'exsudat recueilli dans des chiffons est extrait, ainsi que les débris ligneux, en les chauffant dans de l'eau. Le baume surnageant, recueilli, purifié, est expédié sur Smyrne, soit dans des peaux de chèvre, soit dans des barils.

Le produit ainsi obtenu est semi-liquide, visqueux, adhérent, de couleur brunâtre, et grisâtre lorsqu'il contient encore de l'eau.

Son odeur est agréable, très fortement aromatique, sa saveur aromatique un peu âcre, son indice d'acidité est compris entre 60 et 75, son indice de saponification entre 100 et 140.

Il est presque complètement soluble dans l'alcool, l'éther, en grande partie soluble dans le chloroforme, le benzol, l'éther de pétrole. Ses solutés sont acides.

Chauffé lentement entre deux verres de montre, il dépose, sur le verre supérieur, des petits cristaux d'acide cinnamique, solubles dans l'eau bouillante, solutés qui, chauffés avec une solution aqueuse de permanganate de potasse additionnée d'acide sulfurique, le réduisent en dégageant l'odeur d'aldéhyde benzylique.

Le styrax, chauffé dans une éprouvette, émet des vapeurs blanches, irritant les muqueuses, vapeurs qui, après refroidissement, se déposent sur les parois du verre à réaction, sous forme de cristaux qui donnent la réaction de l'acide cinnamique.

Le styrax, agité avec de l'éther que l'on décante, donne un soluté qui, additionné avec précaution d'acide sulfurique, se colore en vert bleuâtre, tandis qu'à la ligne de contact des deux liquides, il se forme un anneau brun rougeâtre.

Le styrax contient de l'*acide cinnamique* libre, de la *styracine*, de l'éther *cinnamyl cinnamique*, des éthers d'*éthylcinnamique*, du *phenylpropylcinnamique*, du *styrol*, du *stororésinol*, isomère au benzorésinol.

Il ne peut être question dans cette étude du *styrax américain*, « *Swet gum* », provenant du *Liquidambar styraciflua*, ni du *baume de l'Honduras*.

Une famille très importante, dont une grande partie des drogues sont officinales, peut avoir fourni des matières résineuses propres à l'embaumement, nous avons mentionné la famille des *Ombellifères*. Les résines provenant des plantes de cette catégorie se caractérisent par leur huile essentielle, souvent bleue, par leurs résinotannols, liés aux acides résineux, par leur gomme, contenant toujours de l'azote.

La gomme ammoniaque = *ammoniacum*, de la plante *Dorema ammoniacum*, croît en Perse.

Ces plantes, parcourues par de nombreux et longs canaux sécréteurs schyzogènes, laissent écouler, à la moindre incision ou piqûre d'insecte, un suc végétal laiteux, qui se solidifie à l'air, en se colorant en jaune ou jaune brunâtre. Les habitants de la Perse centrale et orientale obtiennent aussi ce suc en battant ces plantes à l'aide de battoirs armés de pointes, et recueillent l'exsudat solidifié.

La gomme ammoniaque parvient dans le commerce, soit sous forme de larmes isolées ou agglutinées, soit en masses compactes recueillies à terre au pied de ces plantes.

Les larmes, recherchées du commerce européen, sont ovoïdes, dures, cassantes, irrégulières. Elles se rayent par le frottement de l'ongle, et se laissent amollir à la chaleur de la main. Leur couleur est jaunâtre, parfois un peu brunâtre, leur cassure à éclats cireux, d'aspect gras, est lisse, laissant voir un centre blanc, parfois bleuâtre, entouré d'un cercle brunâtre.

Leur saveur est âcre, amère, nauséeuse, leur odeur faible, spéciale.

La gomme ammoniaque exposée à la chaleur se ramollit sans se liquéfier : triturée avec de l'eau, elle donne une émulsion blanche, se colorant en rouge, sous l'action de l'hypochlorite de soude.

Elle se dissout en partie dans l'éther, l'alcool, le chloroforme, le benzol, le sulfure de carbone, l'alcool amylique et méthylique. Chauffée avec de l'eau, elle donne un liquide trouble qui, éclairci par l'alcool, se colore en rouge violacé, par addition d'une goutte de perchlorure de fer. Bouillie avec de l'acide chlorhydrique que l'on filtre, elle ne donne pas un soluté fluorescent par addition d'une goutte d'ammoniaque (réaction de l'ombelliférone). Sa solution éthérée se colore en rouge par l'hypochlorite de soude et en rouge violacé par le perchlorure de fer, en jaune orange par le chlorure de chaux.

Elle contient de l'*acide salicylique* lié à l'*ammonorésinotannol, de la gomme* ou bassorine, de l'*huile essentielle*, un peu d'*acide valérianique* et d'*acide butylique*.

Une autre sorte de gomme ammoniaque non analysée provient de la plante, *Ferula Tingitana*, originaire du Maroc.

De la plante *Ferula galbaniflua*, croissant dans les steppes du Turkestan, de la Perse, jusqu'à Hérat, et au Nord-Est aux limites de la Chine, nous obtenons le *Galbanum*.

Cette plante, parcourue par de longs canaux secréteurs schyzogènes, se trouvant aussi bien dans le liber que dans le bois et l'écorce primaire, contient un suc végétal qui s'écoule à la plus petite incision et durcit à l'air en devenant plus foncé. Cet exsudat est livré dans le commerce, soit sous forme de larmes isolées ou agglutinées, recueillies sur la plante, soit sous forme de masses qui tombent au pied de celle-ci.

Les larmes, plus appréciées, sont irrégulières, difformes, de dimensions variables, d'aspect vernissé, gras, de couleur jaune clair ou jaune brunâtre, à reflets parfois verdâtres. Elles s'amollissent à la chaleur de la main à laquelle elles adhèrent. Leur cassure est jaune ou blanc jaunâtre, cireuse, grasse, non laiteuse, grenue, un peu translucide : leur saveur âcre, amère, aromatique, piquante : leur odeur forte, particulière, balsamique, non désagréable.

Le galbanum chauffé avec de l'acide chlorhydrique, le colore en rouge violacé donnant, après filtration un soluté qui, additionné d'ammoniaque, prend une fluorescence bleue, due à l'ombelliférone.

Un grain de galbanum, chauffé avec de l'alcool, donne un soluté qui, additionné d'acide chlorhydrique, prend une coloration violette. Son indice d'acidité est compris entre 73.5 et 114.5 ; son indice de saponification entre 107 et 122.5.

Le galbanum contient de la *gomme*, du *galbanorésinotannol*, de l'*ombelliférone*, de l'*acide ombellique*, de l'*acide camphorique*.

Un autre produit des Ombellifères, est le *Sagapene*, de la plante *Ferula szovitziana*, croissant en Perse.

Cette résine, contenue dans de vastes canaux secréteurs schyzogènes, n'étant pas utilisée en thérapie, nous nous bornons à en énumérer les composés.

Elle contient du *sagarésinotannol*, de l'*huile essentielle*, de l'*ombelliférone*, provoquant les mêmes réactions que la précédente, mais jamais de *ranilline*.

L'*Asa fœtida*, ou *ase-fétide*, de la plante *Ferula alliacea*, *Ferula asafœtida* (ombellifère), est aussi contenue sous forme de suc laiteux dans de très longs et vastes canaux secréteurs schyzogènes.

Selon les données de Kempfer, les habitants des steppes persanes et du Turkestan déchaussent cette plante à 0.16 ou 0.18 centimètres de profondeur et la privent de ses feuilles. Ils pratiquent ensuite sur celles-ci, à intervalles successifs, des incisions transversales, d'où s'écoule un suc végétal épais, qu'ils recueillent dans de petits récipients portatifs, suc qu'ils sèchent ensuite sur des feuilles.

L'ase fétide parvient rarement dans le commerce sous forme de larmes ou de grains agglutinés, mais le plus souvent sous forme de masses de couleur brun jaunâtre, parfois rougeâtre. Cette résine est dure, sa cassure conchoïdale blanche, rappelant à l'intérieur l'aspect de la porcelaine, de couleur un peu rosée.

Cette surface, au contact de l'acide nitrique, se colore passagèrement en vert malachite, puis en vert jaunâtre. Sa consistance est dure au froid, molle au chaud, sa saveur est âcre, amère, piquante, aromatique, son odeur alliacée, désagréable pour nous, mais agréable aux Hindous et aux Persans qui en préparent des condiments usuels.

Un grain d'ase fétide, chauffé avec de l'acide sulfurique, se colore en brun rougeâtre, tandis que le soluté filtré ou décanté, de couleur brune rougeâtre, prend par addition d'eau ammoniacale en excès une fluorescence bleue.

Une solution alcoolique d'ase fétide se précipite, par une solution alcoolique d'acétate de plomb, en un dépôt blanc. Triturée avec de l'eau, elle donne une émulsion blanche. L'ase fétide, épuisée par un mélange en parties égales d'eau et d'alcool, donne un soluté qui, filtré, se trouble par addition d'une solution de perchlorure de fer, et se précipitera en jaune, par addition d'alcool. Sa solution aqueuse se précipite en jaune par addition d'acétate de plomb, et en brun par le perchlorure de fer.

Son indice d'acidité est compris entre 65 et 82, son indice de saponification entre 129 et 185.

L'ase fétide contient de l'*acide férulique*, de l'*asarésinotannol*, de l'*ombelliférone*, jamais libre, mais toujours lié, de l'*huile essentielle* et de la *vanilline*.

L'acide férulique forme des cristaux fondant à 168,5°, solubles dans l'eau bouillante, l'alcool, solutés qui, additionnés d'acétate de plomb, se précipitent en un dépôt jaune citron et additionnés d'ammoniaque, en jaune orange. Il est soluble dans l'acide sulfurique, donnant un soluté brun jaunâtre, avec une fluorescence verte. L'ombelliférone se forme par une décomposition de l'acide férulique, sous l'influence de corps appartenant ou ressemblant aux phénols, comme Tschirch le prépara en chauffant de la résorcine, de l'acide férulique avec de l'acide sulfurique.

Une résine peu utilisée actuellement, non officinale, est celle connue sous le nom d'*opoponax*, provenant de l'*Opoponax chironium*, croissant en Asie Mineure, dans la Perse septentrionale, l'Europe méridionale et appartenant également à la grande famille des Ombellifères. Son suc, contenu dans de longs canaux secréteurs schyzogènes, s'écoule aussi à la moindre incision. L'opoponax contient de l'*oporésinotannol*, un peu de *vanilline*, de l'*acide férulique*, mais *jamais d'ombelliférone*.

Un autre produit connu aussi sous le nom d'opoponax provient du *Balsamodendron erythraeum*, appartenant aux *burséracées*, plante croissant dans la partie septentrionale de l'Afrique. Ce produit contient du *panax-résinotannol* et de l'α et β *panax-résène*, en outre un peu d'*essence* et du *chironol*.

Il est probable qu'il fut employé par les Anciens, comme nous le verrons dans le cours de nos recherches chimiques, pour former la masse résineuse utilisée pour embaumer les corps.

Provenant aussi des Burséracées, la *myrrhe*, *Myrrha*, de la plante *Balsamea Myrrha*, plante non encore déterminée avec certitude, a peut-être été utilisée pour l'embaumement : elle est originaire de l'Arabie méridionale et du pays des Somalis.

Jusqu'ici, aucun chimiste n'est arrivé à déceler, avec certitude, la présence de cette résine, n'ayant pas mis en pratique les méthodes analytiques modernes, se contentant d'énoncer vaguement que telle ou telle résine était probablement employée, comme c'est le cas pour le benjoin et la myrrhe en particulier, se contentant aussi de prendre les indices d'acidité, de saponification, les points de fusion, et le degré de solubilité dans les divers véhicules.

Le suc végétal produisant la myrrhe s'écoule, soit spontanément. soit par des incisions pratiquées sur le *Balsamea Myrrha* ou *Commiphora Myrrha*. plante parcourue par de nombreux canaux secréteurs schyzogènes.

Le suc de butyreux, blanc. épais qu'il est à l'origine. devient en se solidifiant à l'air. jaunâtre. voire même rougeâtre.

La myrrhe arrive dans le commerce soit sous forme de fragments. soit sous forme de morceaux arrondis ou anguleux : de taille variable. de forme irrégulière. de couleur rouge brunâtre ou jaune rougeâtre. à surface bosselée. parfois crevassée. recouverte d'une poussière jaunâtre.

Son odeur caractéristique spéciale est douce. agréable. balsamique; sa saveur est âcre. amère. Chauffée. elle s'amollit et adhère aux doigts: mâchée. elle adhère aux dents : la myrrhe est en partie soluble dans l'eau, provoquant une émulsion jaunâtre. en partie soluble dans l'alcool et l'éther : son indice d'acidité est compris entre 20 et 22.

Une solution éthérée de myrrhe filtrée se colore, par addition de vapeurs de brome, en rouge violacé : évaporée, elle abandonne un résidu, se colorant en rouge violacé par les vapeurs de brome. L'acide chlorhydrique additionné d'un peu de vanilline colore en rouge une solution alcoolique de myrrhe.

Une dissolution de myrrhe dans du sulfure de carbone, abandonne. évaporée. un résidu se colorant en rouge violacé par l'acide chlorhydrique.

La myrrhe contient de la *gomme*, un peu *d'essence*. de l'*α et β héerabomyrrhol*. de l'*α et β héeraborésène* de l'*α et β héerabomyrrholol*.

Le *Commiphora erythraea*. buisson des steppes africaines. livre la *myrrhe de bisabol*, peu utilisée dans le commerce. Ce produit est récolté au nord de Berbéra. de Ziela, de Bulhar par les femmes indigènes, qui l'emploient pour des inhalations et pour des bains après les couches.

Cette espèce de myrrhe, ainsi que celle provenant du *Commiphora abyssinica*. plante originaire d'Abyssinie et de Perse, n'ont pas été analysées jusqu'ici.

Il en est de même du *Bdellium* de la plante *Commiphora africana*. résine ayant joué un grand rôle chez les Anciens. mais qui n'est plus utilisée de nos jours.

L'*encens = Olibanum*, de la plante *Boswellia-Carteri* Birdw. originaire du pays des Somalis, est une résine qui dès les temps les plus reculés fut dédiée aux dieux, comme elle est encore, de nos jours. utilisée dans les rites religieux de l'Église catholique.

Cet exsudat physiologique s'écoule spontanément par les blessures naturelles des branches de la plante, ou par les incisions pratiquées par les indigènes.

L'encens est livré dans le commerce, soit sous forme de larmes arrondies, allongées, soit sous forme de marrons. Sa couleur est jaune pâle, un peu rougeâtre, sa surface poussiéreuse, sa cassure opaque, voire même un peu translucide, toujours cireuse.

L'encens, chauffé à 100°, ne fond pas mais devient mou : il brûle avec une flamme fuligineuse, répandant une odeur balsamique aromatique. Sa saveur est aromatique, un peu âcre, amère, mais non désagréable. Conservé dans la bouche, il s'amollit. Il est en partie soluble dans l'alcool, le chloroforme ; l'éther ; peu soluble dans le benzol, l'acide acétique.

Trituré avec de l'eau, il produit une forte opalescence ; son indice d'acidité est compris entre 30.8 et 50.4 ; son indice de saponification entre 140,0° et 230,0° ; quant aux réactions spécifiques de l'oliban, celles-ci ne sont pas caractéristiques.

L'encens chauffé avec de l'eau donne un soluté qui, additionné d'alcool, dépose un précipité blanc. Ce précipité oxydé par de l'acide nitrique donne de *l'acide mucilaginique* fondant à 212°.

Cette réaction est caractéristique à toutes les résines contenant de la gomme.

L'encens est formé de *gomme*, *d'acide boswellinique*, *d'olibanorésène*.

Certains auteurs prétendent qu'il était interdit d'utiliser l'encens pour l'embaumement des cadavres égyptiens : leurs dieux en eussent été courroucés ; aussi ne devons-nous pas, dans le cours de nos analyses, nous attendre à y découvrir cette résine. Chez les Carthaginois, par contre, cette défense ne devait pas être rigoureuse, car, en analysant la masse résineuse, prise dans un sarcophage contenant le corps d'un prêtre, nous y avons pu déceler l'oliban, comme faisant partie de la composition de cette masse. Quelle était la raison qui permit aux Carthaginois égyptanisés d'utiliser ainsi l'encens ? Nous ne pouvons la mentionner. Elle repose probablement sur un fait religieux consistant à considérer leurs prêtres morts comme des demi-dieux.

Le *Tacamahac*, de la plante *Calopyllum inophyllum*, appartenant à la même famille et croissant à Madagascar, ne put probablement rentrer dans la composition de la masse résineuse utilisée pour l'embaumement. Cette résine contient de *l'acide tacamahinique*, de *l'acide tacamaholique*, de la *gomme*, de *l'huile essentielle*, de l'α et β *takorésène* et un corps amer.

Seul l'*Elémi africain* nous intéresse parmi les divers élémis commerciaux, provenant de la plante *Boswelia freriana*, croissant au Cameroun.

Une autre plante, dénommée *Canarium schweinfurthii*, exsude aussi à l'aide d'incisions un suc se desséchant à l'air, tout en se durcissant.

Il parvient dans le commerce, sous forme de fragments difformes, à cassure conchoïdale, à surface jaunâtre. Sa consistance est molle, son odeur térébenthinée agréable, aromatique. Sa saveur, un peu âcre, aromatique. L'élémi africain contient de l'*acide afélémique*, de l'*amyrine*, un corps amer, de l'*huile essentielle* et de la *résène*.

Une drogue délaissée aujourd'hui par la thérapie moderne, mais qui joua autrefois un grand rôle dans la médecine populaire, est formée par l'exsudat du *Balsamodendron gileadense*, obtenu en pratiquant des incisions sur le tronc et les branches de cet arbre, qui croît en Asie Mineure. Cet exsudat, dénommé *baume de la Mecque*, forme une masse semi-liquide, jaune brunâtre, un peu trouble, à réaction acide, d'odeur agréable, aromatique, rappelant celle des résines fournies par les conifères. Son arome est âcre, amer, brûlant.

Il est soluble dans l'éther, l'alcool, l'acétone ; un peu soluble dans l'ammoniaque.

Sa constitution chimique n'a pas encore été étudiée par M. le professeur Tschirch et ses élèves, non plus que celle du *baume à cochon* provenant de la plante *Hedwigia balsamifera*, dont l'odeur rappelle celle du benjoin mélangé à l'élémi et au baume de copahu.

La famille des *Anacardiacées* livre au commerce une drogue que nous avons analysée en son temps sous la direction de M. le professeur Tschirch : drogue connue sous le nom de *Mastix* = *mastic*, de la plante *Pistacia lentiscus*.

Cette plante est cultivée principalement sur l'île de Chios, son écorce est parcourue par de nombreux canaux sécréteurs schyzogènes, qui, incisés, laissent écouler un suc résineux blanchâtre : ce suc prend une coloration plus foncée à l'air. Il sèche sous forme de larmes sur les branches mêmes de l'arbre, ou tombe à terre, donnant ainsi une qualité de mastic de moindre valeur.

Il entre dans le commerce, sous forme de larmes de dimensions variables ; de formes arrondies, parfois un peu déprimées ou allongées, de couleur jaune paille, à cassure diaphane et à surface lisse saupoudrée d'une poussière jaunâtre fine.

Le mastic devient ductile dans la bouche *en se ramollissant*, et sa saveur est légèrement aromatique, balsamique.

Il est insoluble dans l'eau, en partie soluble dans l'alcool, l'éther, le sulfure de carbone ; en grande partie soluble dans l'éther de pétrole, l'acétone, le choroforme, le toluol etc., etc. Cette résine contient un peu d'*huile essen-

tielle, de l'acide α et β *masticonique*, de l'acide *masticolique*, de l'acide α et β *masticinique* et de la *masticorésène*.

Provenant aussi de l'île de Chios, la *térébenthine de Chios*, de l'arbre *Pistacia terebinthus*, n'a pas encore été étudiée jusqu'ici. Afin d'arriver à des résultats positifs, quant à nos analyses, nous en avons entrepris l'étude dans le chapitre II de la Iʳᵉ partie de notre travail, de même que celle d'autres résines peu connues actuellement et non étudiées.

Nous ne pouvons naturellement pas nous occuper de la résine de *Dammar*: la plante qui la fournit nommée *Vatica selanica* croissant dans l'archipel Malais.

Provenant de l'Asie méridionale avec laquelle les Égyptiens entretenaient de nombreux rapports commerciaux, le *baume de Gurjun* a pu, comme nous l'avons prouvé, être utilisé par eux pour l'embaumement des corps.

Ce baume est fourni par une espèce de *Dipterocarpus* non déterminée actuellement, et que nous supposons être le *Dipterocarpus alatus*, le *Dipterocarpus turbinatus*, le *Dipterocarpus laevis*.

En pratiquant dans les troncs de ces arbres des cavités arrondies, les indigènes obtiennent un baume semi-liquide rouge brunâtre, très fluorescent, d'odeur aromatique et balsamique, rappellant celle du baume de Copahu.

Le baume de Gurjun est très soluble dans le chloroforme, le sulfure de carbone ; en partie soluble dans l'alcool, l'éther acétique, l'acétone. Ses solutés sont fluorescents en vert bleuâtre.

En dissolution dans du sulfure de carbone, ce baume se colore en bleu, par addition d'acide sulfurique, coloration passant au rouge violacé.

Il contient, outre des *acides non déterminés*, du *gurjorésinol*, de la *gurjorésène*, de l'*huile essentielle*, déposant des petits cristaux incolores.

Quant aux produits provenant de la grande famille des conifères, nous les étudierons rapidement, nous occupant particulièrement de ceux livrés par les plantes croissant dans le bassin méditerranéen.

La plante *Callitris quadrivalvis*, croissant dans l'Afrique septentrionale, est parcourue par de nombreux canaux schyzogènes d'où s'écoule à la moindre incision un suc résineux donnant le *sandaraque = sandaracca*.

Il parvient dans le commerce sous forme de larmes arrondies, de couleur jaune pâle, parfois rougeâtre, transparentes, à surface poussiéreuse.

Mastiqués, les grains de sandaraque n'adhèrent pas aux dents.

Leur goût est amer, leur odeur un peu aromatique. Le sandaraque se dissout dans l'alcool, l'éther, l'alcool amylique, l'acétone, etc., puis dans l'acide sulfurique qu'il colore en rouge cerise. Cette dernière solution, additionnée d'eau, dépose de petites paillettes violacées.

Il contient de l'*huile essentielle*, de l'*acide sandaracolique*, de l'*acide callitrolique*, et de la *résène*.

Le *sandaraque australien* de *Callitris preissii*, la *térébenthine de Strasbourg*, de la plante *Abies pectinata*, croissant en Alsace, le *baume du Canada* de l'*Abies canadensis*, la *résine d'araucaria*, d'*Araucaria intermedia* de la Nouvelle Calédonie, la *térébenthine de Bordeaux* de *Pinus pinaster*, croissant de l'embouchure de la Gironde jusqu'à Bayonne, et dans le Jura, la *térébenthine américaine* de *Pinus heterophylla* et de *Pinus australis*, originaires de l'Amérique du Nord, la *térébenthine d'Autriche*, croissant dans ce pays, de *Pinus laricio*, la *térébenthine des Carpathes*, de *Pinus cembra*, etc., et les produits secondaires, colophane, essence qu'elles fournissent, ne peuvent de par leur provenance avoir été connus et utilisés des Anciens.

Le *baume d'Alep* de *Pinus halepensis*, arbre croissant dans le district d'Alger, d'Orléansville et en Grèce, peut par contre avoir servi à former la masse résineuse de l'embaumement et à aromatiser le vin, comme de nos jours.

Cette résine, formée de gros morceaux gris jaunâtres anguleux, d'odeur aromatique, de saveur balsamique, *peut varier quant à sa composition chimique, selon son lieu de provenance*.

M. le professeur Tschirch et le Dr Schulz étudièrent celle de la Grèce; nous étudierons celle du Liban dans la partie I chapitre II de notre travail. Cette résine de Grèce est soluble dans l'alcool, l'éther, l'acétone, le benzol, le chloroforme, l'essence de térébenthine.

Elle contient de l'*acide halépopinique*, de l'*acide halépopinolique*, de la *résène* non déterminée et de l'huile essentielle.

Parmi les divers *copals* commerciaux, seuls, les copals provenant de *Zanzibar*, de la *Sierra Leone*, du *Mozambique*, de *Madagascar*, du *Congo*, peuvent avoir été appréciés par les Anciens. Bornons-nous à mentionner celui de la plante *Trachylobium verrucosum* de Zanzibar, qui est une résine fossile ou exsudat des arbres incisés, formant de gros morceaux anguleux aplatis, de couleur efflorescente blanchâtre, jaunâtre, à cassure nette, brillante, transparente, d'odeur et de saveur particulières, fondant à 360°. Il contient de l'*huile essentielle* en très petite quantité, de l'*acide copalique* qui, saponifié par de la potasse caustique alcoolique, donne un corps semblable à l'*acide kaurinique*, du copal de Kaurie [1] outre la *copalorésène*.

[1] Voir Tschirch, *die Harze und Harzbehälter*, f° 728-762.

Un autre produit africain délaissé actuellement en thérapie, est fourni sous le nom de *baume d'Illyrie* ou *copahu africain* par l'*Hardwickia mannii*.

Ce baume de couleur brunâtre, très fluorescent, est un liquide épais, d'odeur très particulière, aromatique, un peu repoussante ; d'une saveur fade, huileuse. Il se dissout dans le chloroforme, le benzol, le toluol, un peu dans l'éther, l'alcool, l'acétone, solutés dans lesquels il forme un dépôt blanc.

Il contient des *acides résineux, très difficiles à purifier*, dénommés, *acide illyrique*, de l'*huile essentielle* déposant des cristaux fondant à *124°*.

L'*Euphorbium* = *euphorbe*, de la plante *Euphorbia resinifera*, appartenant à la famille des *Euphorbiacées* croissant au Maroc, dans des régions arides, est obtenu soit par une exsudation naturelle, soit à l'aide d'incisions.

Cette résine entre dans le commerce sous forme de larmes irrégulières, un peu aplaties, parfois cireuses au centre, de couleur jaune brunâtre claire, translucide, cireuse, de consistance friable, cassante, d'odeur faible au froid, irritante et désagréable au chaud ; de saveur âcre, même corrosive. Elle contient de l'*acide euphorbinique*, de l'*euphorborésène* et de l'*euphorbone*.

Appartenant à la grande famille des Papilionacées légumineuses, l'*Acacia vereck* du Sénégal, de la Nubie, du Kordofan, et l'*Acacia arabica* du pays des Somalis, du Natal, etc., etc., livre la *gomme arabique = Gummi arabicum*.

Celle-ci découle spontanément, ou parfois à l'aide d'incisions des arbres atteints de gommose, particulièrement du 15 janvier à fin avril.

Cet exsudat, se desséchant sur l'arbre, forme des morceaux arrondis, ovoïdes, durs, peu friables, de dimensions variables, de couleur jaune pâle, blanche, blonde, à surface terne, demi-opaque, ridée, à cassure vitreuse, transparente : leur odeur est nulle, leur saveur fade, mucilagineuse.

Selon les variétés, la gomme arabique se dissout partiellement, ou complètement dans l'eau, soluté qui se laisse mélanger facilement à la glycérine : elle est insoluble dans l'éther, l'alcool, les huiles.

L'extrait de saturne, même en dilution très étendue, précipite le soluté de gomme arabique. Elle ne réduit pas en solution aqueuse la liqueur de Fehling. Un soluté aqueux de gomme arabique, mélangé de son poids d'alcool, devient opaque, gélatineux, mais s'éclaircit par addition d'eau.

Elle contient deux *sortes de gomme*, une *lévogyre* et une *dextrogyre*, de l'*acide arabique* lié à la chaux, et des cendres.

L'*Astralagus tragacantha*, appartenant à la même famille, croissant dans le bassin méditerranéen oriental, livre la *gomme adragante*.

Cette gomme, exsudant, soit par des fentes naturelles de la plante, soit par incisions, se forme par gélification dans l'étui médullaire. Elle se présente, sous forme de fragments plats, ou cintrés, larges ou filiformes, blancs ou jaunâtres, opaques, parfois un peu translucides, durs, non friables, inodores, à peu près insipides. Sa solution aqueuse se précipite par l'acétate de plomb, et non par le borax et le perchlorure de fer, ce qui la distingue de la gomme arabique. Elle se dissout en outre dans l'eau, les alcalis.

Son soluté aqueux se colore en jaune par l'eau iodée, tandis que la teinture du gayac ne la colore pas : différence avec le mucilage de la gomme arabique. Elle contient de *l'amidon*, de *la cellulose*, de *la bassorine* et un *peu de sucre*.

Ces diverses résines ont pu, de par leur provenance, être utilisées par les Anciens ; mais existaient-elles, il y a trois mille ans, sous la même forme qu'aujourd'hui ? Donnaient-elles les mêmes réactions chimiques ? Contenaient-elles les mêmes principes actifs ?

Nous ne pouvons le certifier : les plantes qui les fournissent ont pu par la suite des temps subir diverses transformations. Ces résines, mélangées à d'autres corps, ont aussi pu subir une oxydation lente, et changer ainsi leur formation chimique primitive. Les Anciens employaient probablement encore d'autres corps résineux, dont nous n'avons pas connaissance, corps provenant de plantes qui pendant le cours des siècles ont peut-être disparu, ou dont on n'extrait plus les sucs végétaux.

Pour toutes ces raisons, on comprendra facilement les *grandes difficultés* que nous avons dû surmonter pour arriver lors de nos analyses à des conclusions certaines, chimiquement parlant, tant pour isoler les divers acides caractéristiques, les résènes, etc., que pour les purifier de façon à pouvoir en entreprendre l'analyse quantitative et comparative.

CHAPITRE II

Analyses de résines pouvant avoir été utilisées
par les Anciens pour l'embaumement.

Plusieurs résines ou corps résineux provenant d'arbres originaires de l'Afrique septentrionale et de l'Asie Mineure n'ont pas été analysés jusqu'ici.

M. le professeur Tschirch, de Berne, a bien voulu me remettre à cet effet quelques exemplaires qu'il avait reçus de M. le professeur Schweinfurth, de Berlin et du Caire.

Soit que les arbres qui les fournissent aient à peu près disparu, soit que ces plantes n'exsudent que très peu de résines, elles ne parviennent actuellement jamais dans le commerce européen. Il est probable que d'autres plantes dont les sucs résineux ont pu être utilisés par les Anciens aient complètement disparu ou transformé leur exsudat, comme le prouvent les résultats obtenus lors de nos analyses.

Les acides résineux formant, pour ainsi dire, les caractéristiques essentielles de l'étude de chaque résine, nous nous bornerons à rechercher leur point de fusion et leur formule chimique, étant donné le peu de matériel mis à notre disposition.

A. Exsudat résineux du pinus pinea.

Le *Pinus pinea*, originaire du Liban près de Kartaba, exsude un corps résineux qui se durcit à l'air en prenant une teinte rougeâtre.

Cette résine, inconnue sur le marché européen, est formée de larmes jaunes ou rouges brunâtres, irrégulières, un peu arrondies ou anguleuses, opalescentes, entourant de petits copeaux ligneux.

Leur odeur et leur saveur sont un peu aromatiques et balsamiques.

Le peu de matériel reçu ne permet pas d'entreprendre séparément l'étude analytique de ces deux variétés de larmes ; les rouges brunâtres paraissant avoir subi une légère oxydation.

Ces larmes pulvérisées donnent une poudre rose grisâtre, d'odeur térébenthinée agréable. Leur poudre sublimée entre deux verres de montre fond en dégageant des vapeurs blanches d'odeur aromatique térébenthinée et menthée.

Le dépôt du verrelet supérieur examiné au microscope contient des gouttelettes d'huile, mais pas de petits cristaux. Le point de fusion de cette résine est à 85°. Son indice d'acidité entre 99,74 et 101.7.

Celui de saponification entre 267.27 et 268.1, celui d'éther à 167.4.

Elle est en petite partie soluble dans l'éther de pétrole ; aux $2/3$ soluble dans l'éther formant un soluté jaune rosâtre ; aux $3/4$ soluble dans le chloroforme donnant une solution rosâtre et dans l'alcool un soluté jaunâtre ; aux $1/3$ soluble dans le sulfure de carbone formant un soluté rosâtre ; au $1/4$ soluble dans l'essence de térébenthine et dans le benzol donnant des solutés roses.

Les alcalis la dissolvent en grande partie, le soluté obtenu est brunâtre ; l'ammoniaque froide la dissout en petite partie formant un soluté jaunâtre ; l'ammoniaque chaude la dissout en grande partie donnant un soluté rouge brunâtre.

10 grammes de cette résine dissous dans de l'éther forment un soluté jaune rosâtre que l'on agite successivement avec des solutions aqueuses *à 1 °/₀ de carbonate d'ammonium, de carbonate de sodium, de potasse caustique.*

La partie de résine insoluble dans l'éther est traitée par de l'éther de pétrole, puis par de l'alcool dans lequel elle se dissout complètement à l'exception des corps végétaux.

I. Soluté éthéré.

a) *Précipité obtenu par agitation avec du carbonate d'ammonium.*

Ce précipité pèse 1,925 grammes et ne donne, soumis à la cristallisation, aucun résultat satisfaisant; il se dissout en majeure partie dans l'alcool, soluté, qui, additionné d'une solution alcoolique d'acétate de plomb, ne se précipite pas.

Purifié, il fond à 99° et soumis à la combustion donne les résultats suivants :

pour 0,1366 gr. substance 0.2586 gr. CO_2 et 0,1105 gr. H_2O :

Trouvé	Formule	qui, calculé en %, donne
$C = 54.63$	$C_7 H_{14} O_4$	$C = 54.8$
$H = 8.9$		$H = 8.6$

Nous dénommons ce corps : *Acide pinéïque.*

La partie de ce précipité insoluble dans l'alcool se dissout dans l'alcool méthylique, soluté qui, versé dans de l'eau acidulée, y produit un petit précipité non analysable.

b) *Le précipité obtenu par agitation avec du carbonate de sodium* pèse 3.2 grammes.

Nous n'obtenons pas de cristaux en le soumettant à la cristallisation. Dissous dans de l'alcool, son soluté additionné d'une solution alcoolique d'acétate de plomb se précipite en partie.

1. Le filtrate versé dans de l'eau acidulée produit la formation d'un précipité résineux blanc fondant à 85°. On obtient les résultats suivants en le soumettant à la combustion :

pour 0.1386 gr. substance 0.3781 gr. CO_2 et 0.1078 gr. H_2O :

Trouvé	Formule	qui, calculé en %, donne
$C = 74.39$	$C_{12} H_{17} O_2$	$C = 74.6$
$H = 8.63$		$H = 8.8$

Nous nommons cet acide : *Acide pinéolique.*

2. Le précipité traité de la manière habituelle est trop petit pour être analysé.

c) Avec de la *potasse caustique* nous n'obtenons aucun résultat satisfaisant.

II. Partie insoluble dans l'éther.

a) *Essence.*

Cette partie soumise à la distillation aux vapeurs d'eau, donne un distillate qui, extrait avec de l'éther de pétrole, abandonne une essence rose jaunâtre, d'odeur aromatique térébenthinée. déposant de petits cristaux blancs dont l'arome rappelle le bornéol : ces cristaux fondent à 204°.

Cette essence abandonne aussi un colorant rose soluble dans l'acide sulfurique et la potasse caustique qu'il colore en violet et en jaune, peu soluble dans l'acide chlorhydrique et l'ammoniaque.

b) *Résène.*

La partie résineuse insoluble dans l'éther, privée de son huile essentielle, se dissout dans l'alcool, soluté qui, versé dans l'eau acidulée, provoque un précipité blanc, devenant rose brunâtre à l'air.

Soumis à la combustion, nous obtenons :

pour 0.1456 gr. substance 0,3113 gr. CO_2 et 0,0896 gr. H_2O :

Trouvé	Formule	qui, calculé en %, donne
C = 58.3	$C_9 H_{13} O_4$	C = 58.37
H = 6.8		H = 6.7

corps que nous dénommons *Pinéarésène.*

III. Parties insolubles.

Celles-ci se composent de sable, de copeaux de bois rougeâtre.

Conclusions.

Les 10 grammes de cette résine sont formés :

d'acide pinéïque	1,925 gr.
d'acide pinéolique	3,2 »
de pinéarésène	1,35 »
d'huile essentielle	1,12 »
de sable et de copeaux ligneux	1,95 »
Total	9,445 gr.

B. Résine provenant du Pinus halepensis de
Kartaba (Liban),

recueillie en 1910 près de Tanus Botoos Jabur.

Le touriste parcourant les forêts de *Pinus halepensis* rencontre rarement des arbres exsudant de la résine.

Celle-ci forme soit des morceaux anguleux assez gros, gris jaunâtre, soit des larmes jaunes blanchâtres, opaques, d'odeur balsamique aromatique. Pulvérisée, sa poudre gris jaunâtre dégage une odeur térébenthinée.

Cette résine en poudre, chauffée entre deux verres de montre, devient liquide, jaune brunâtre et dégage des vapeurs blanches d'odeur balsamique, aromatique, térébenthinée.

Son point de fusion se trouve à 107°.

Son indice d'acidité est compris entre 117.43 et 117.85. Son indice de saponification entre 249,85 et 249.99 : son indice d'éther à 132.28.

Elle est peu soluble dans l'éther de pétrole : aux $^2/_3$ soluble dans l'éther, le sulfure de carbone, l'essence de térébenthine : presque entièrement soluble dans le chloroforme, l'alcool et l'ammoniaque chaude : aux $^3/_4$ soluble dans le benzol et en partie dans la potasse caustique.

Nous dissolvons 30 grammes de cette résine : premièrement dans de l'éther, puis dans l'éther de pétrole et dans l'alcool, et obtenons :

A. Partie éthérée.

Cette solution éthérée est agitée successivement avec des solutions aqueuses de *carbonate d'ammonium, de carbonate de sodium, de potasse caustique*.

α) *Le précipité obtenu par agitation avec du carbonate d'ammonium* pèse 7,25 gr. Soumis à la cristallisation sans résultat, nous analysons séparément :

1. Le précipité blanc.

2. Le précipité adhérent aux parois, soluble dans l'alcool.

1. Le précipité blanc dissous dans de l'alcool donne une solution qui, additionnée d'acétate de plomb alcoolique, se précipite en partie : on obtient ainsi un précipité et un filtrate.

a) Le précipité blanc purifié, soumis à la combustion, donne les résultats suivants :

pour 0.4122 gr. substance 0,2908 gr. CO_2 et 0.0904 gr. H_2O.

Trouvé	Formule	qui, calculée en %, donne :
C = 70.6	$C_9 H_{14} O_2$	C = 70,4
H = 8,95		H = 9,4

Acide dénommé : *Acide halépique.*

b) Le filtrate, versé dans de l'eau acidulée d'acide nitrique, provoque la formation d'un précipité blanc fondant à 93°, qui, soumis à la combustion, donne :

pour 0.2212 gr. substance 0.5386 gr. CO_2 et 0,161 gr. H_2O.

Trouvé	Formule	qui, calculée en %, donne :
C = 66,4	$C_7 H_{10} O_2$	C = 66,6
H = 8,09		H = 7,9

Corps dénommé : *Acide halépoque.*

2. Le précipité adhérent aux parois du récipient, dissous dans de l'alcool, se précipite en minime partie par addition d'une solution alcoolique d'acétate de plomb, tandis que le filtrate versé dans de l'eau acidulée provoque la formation d'un dépôt blanc.

On obtient, en soumettant 0.2022 gr. de substance à la combustion, 0,2554 gr. CO_2 et 0,1634 gr. H_2O.

Trouvé	Formule	qui, calculée en %, donne :
C = 34,4	$C_5 H_{16} O_6$	C = 34.7
H = 8.98		H = 9,3

Acide dénommé: *Acide halépénique.*

Si nous comparons ces résultats avec ceux que M. le professeur Tschirch[1] indique pour le baume d'Alep recueilli dans la province entourant Alger, nous constatons qu'il existe entre ces acides une grande différence. Il obtient par l'agitation avec du carbonate d'ammonium aqueux l'acide halépopinique, dont voici la formule :

Trouvé	Formule	qui, calculée en %, donne :
C = 75.69	$C_{14} H_{22} O_2$	C = 75,68
H = 9,45		H = 9,91

β) *Les agitations avec du carbonate de sodium* abandonnent un précipité pesant 9.85 gr. dont une partie forme une poudre blanche, l'autre partie restant adhérente au papier à filtrer.

1. La poudre blanche, dissoute dans de l'alcool, donne un soluté se précipitant en partie par addition d'une solution alcoolique d'acétate de plomb.

[1] Voir Tschirch, *die Harze und die Harzebehälter*, fol. 588.

a) Le précipité blanc purifié fond à 142° et soumis à la combustion ne donne pas de résultats satisfaisants vu le peu de substance obtenue.

b) Le filtrate. versé dans de l'eau acidulée, donne un précipité fondant à 95° et l'on obtient par la combustion les résultats suivants :

pour 0,1599 gr. substance 0,4353 gr. CO_2 et 0,129 gr. H_2O.

Trouvé	Formule	qui, calculée en %, donne :
$C = 74,2$	$C_{12} H_{18} O_2$	$C = 74,23$
$H = 8,96$	$C_{18} H_{27} O_3$	$H = 9,2$

Acide dénommé : *Acide kartabique*.

2. Le précipité adhérant au filtre se dissout en partie dans l'alcool, l'autre partie dans l'alcool méthylique.

A') La partie soluble dans l'alcool donne un soluté. qui se précipite en partie par addition d'une solution alcoolique d'acétate de plomb : on obtient donc :

a) un acide résineux précipitable,

b) un filtrate.

a) Le précipité blanc fondant à 87° donne. soumis à la combustion. les résultats suivants :

pour 0,0732 gr. de substance 0,194 gr. CO_2 et 0,0596 gr. H_2O.

Trouvé	Formule	qui, calculée en %, donne :
$C = 72,2$	$C_{15} H_{23} O_3$	$C = 71,7$
$H = 9,09$		$H = 9,1$

donc : *Acide kartabilique*.

b) Un filtrate qui. versé dans l'eau acidulée, produit un précipité blanc fondant à 91° :

pour 0,1258 gr. substance 0,3408 gr. C_2O et 0,1121 gr. H_2O.

Trouvé	Formule	qui, calculée en %, donne :
$C = 73,88$	$C_{12} H_{19} O_2$	$C = 73,8$
$H = 9,9$		$H = 9,74$

Acide kartabolique.

B') La partie de ce précipité adhérent insoluble dans l'alcool, soluble dans l'alcool méthylique. se sépare en deux acides. par addition d'une solution alcoolique d'acétate de plomb.

1. Le précipité purifié, fondant à 81°, donne. soumis à la combustion :

pour 0,1171 gr. substance 0,3228 gr. CO_2 et 0,0928 gr. H_2O.

Trouvé	Formule	qui, calculée en %, donne :
$C = 73,17$	$C_{19} H_{27} O_3$	$C = 73,2$
$H = 8,7$		$H = 8,9$

Acide kartabinique.

2. Un filtrate qui, versé dans l'eau acidulée d'acide nitrique, produit la formation d'un corps blanc, surnageant sur le liquide.

Cette substance blanche, fondant à 100°, donne, soumise à la combustion :

pour 0,2435 gr. substance 0,5016 gr. CO_2 et 0,1874 gr. H_2O.

Trouvé	Formule	qui, calculée en %, donne :
$C = 64.07$	$C_{10} H_{18} O_3$	$C = 64,5$
$H = 9,7$		$H = 9,67$

Corps dénommé *acide kartabonique*.

Le baume d'Alep d'Algérie donne aux agitations de carbonate de sodium les acides suivants :

a) précipité par l'acétate de plomb un acide cristallin dénommé *acide halépopinolique*[1].

Trouvé	Formule	qui, calculée en %, donne :
$C = 77,43$	$C_{16} H_{24} O_2$	$C = 77,42$
$H = 9,81$		$H = 9,68$

b) un acide amorphe dénommé *acide halépopinitolique*[2], non précipité par l'acétate de plomb alcoolique :

Trouvé	Formule	qui, calculée en %, donne :
$C = 76,16$	$C_{45} H_{24} O_2$	$C = 76,27$
$H = 9,88$		$H = 10,47$

c) Les agitations avec des solutions aqueuses de *potasse caustique* ne donnent pas de résultats satisfaisants.

B. Parties insolubles dans l'éther, solubles dans l'alcool.

1. La partie de cette résine insoluble dans l'éther est soumise préalablement à la distillation aux vapeurs d'eau. On obtient ainsi 1,72 gr. d'une essence jaune dorée, d'odeur aromatique térébenthinée, dont MM. Schimmel, à Miltitz près Leipzig, ont bien voulu entreprendre l'analyse.

$$\text{Sa densité} = \delta_{15} = 0.8946$$
$$\text{Son pouvoir rotatoire} = A \, \delta \, 20° = -1$$
$$\text{Son indice de réfraction à } 20° = 12 \, \delta_{20} = 1.43784.$$

2. Le reste de cette résine, ainsi privée de ses acides et de son huile essentielle, se dissout dans l'alcool, soluté qui, versé dans l'eau acidulée, provoque un précipité blanc. Soumis à la combustion, ce précipité donne :

[1] et [2] Voir Tschirch, *die Harze und die Harzebehölter*, fol. 588.

pour 0,071 grammes substance 0,1694 gr. $C O_2$ et 0,0599 gr. H_2O.

Trouvé	Formule	qui, calculée en %, donne
$C = 65,07$	$C_{14} H_{24} O_4$	$C = 65,6$
$H = 9,3$		$H = 9,3$

Haléporésène.

M. le professeur Tschirch lors de son analyse du baume d'Alep d'Alger ne put déterminer la résène, vu le peu de substance obtenue.

C. Parties insolubles.

Les parties insolubles pesant 4,95 grammes sont formées de sable et de copeaux de bois.

Conclusions.

Les 30 grammes de cette résine sont formés :

d'acides se liant au carbonate d'ammonium, pesant . . .	7,25 gr.
d'acides se liant au carbonate de sodium	9,85 »
d'huile essentielle	1,72 »
de résène	5,21 »
d'impuretés et de bois	4,95 »
pertes	1,02 »
Total . . .	30,00 gr.

En conséquence, les deux résines provenant de deux *Pinus halepensis*, originaires de contrées différentes, ne concordent pas quant à leurs exsudats (voir les acides et les résènes décrits ci-dessus), soit que la nature du sol, la manière d'obtenir l'exsudat, la culture aient apporté divers changements dans la formation des corps résineux de cette plante, botaniquement parlant la même.

C. Résine recueillie en août 1910 sur l'arbre dénommé Pistacia terebinthus var. Palaestina, originaire du Liban.

Cette résine, très adhérente aux parois du récipient, forme une masse jaune verdâtre, d'odeur térébenthinée aromatique. Elle s'amollit et se liquéfie à la chaleur et devient friable au froid.

Son point de fusion est à 69°.

Son indice d'acidité entre 46,718 et 48,55.

Son indice de saponification entre 189.78 et 194.82.

Son indice d'éther se trouve donc être 144.67.

Cette résine est à moitié soluble dans l'éther où elle dépose un petit précipité blanc : aux trois quarts soluble dans l'essence de térébenthine, et dans l'alcool, où elle forme un petit dépôt blanc : presque complètement soluble dans le chloroforme, le sulfure de carbone : au tiers soluble dans le benzol ; presque insoluble dans l'éther de pétrole : insoluble dans l'eau ; en grande partie soluble dans l'ammoniaque et la soude caustique.

La réaction de ces solutés est acide.

Sublimée entre deux verres de montre, il se produit, lorsqu'elle se liquéfie, un dégagement de vapeurs blanches, d'odeur térébenthinée aromatique : puis elle dépose des gouttelettes d'essence sur le verre supérieur.

Trente grammes de résine se dissolvent en partie dans l'éther, soluté que nous agitons successivement avec des solutions aqueuses de *carbonate d'ammonium*, de *carbonate de sodium*, de *potasse caustique*. Cette dernière agitation ne donne aucun résultat satisfaisant.

A. Partie soluble dans l'éther.

a) L'agitation avec du *carbonate d'ammonium* abandonne un petit précipité soluble dans l'alcool, soluté qui, agité avec de l'acétate de plomb alcoolique, ne se précipite pas.

Le filtrate, purifié et précipité, abandonne un acide résineux, fondant à 95° : il donne, soumis à la combustion, les résultats suivants :

0,108 gr. de substance donnent 0.2936 gr. CO_2 et 0,0959 gr. H_2O.

Trouvé	Formule	qui, calculée en %, donne
$C = 74,05$	$C_{42} H_{19} O_2$	$C = 73,8$
$H = 9.8$		$H = 9,74$

Acide que nous dénommons : *Acide térébinthique.*

b) Par l'agitation avec du *carbonate de sodium*, on obtient un précipité blanc pesant 13,9 grammes qui ne se sépare pas en deux acides, lorsqu'on verse dans sa solution alcoolique une solution alcoolique d'acétate de plomb.

Purifié, il fond à 76°, et soumis à la combustion on obtient les résultats suivants :

0.262 grammes de substance donnent 0.7333 gr. CO_2 et 0.2281 gr. H_2O.

Trouvé	Formule	qui, calculée en %, donne
C = 76,3	$C_{22} H_{33} O_3$	C = 76,5
H = 9,67		H = 9,56

Cet acide est dénommé : *Acide térébinthonique.*

B. Partie de cette résine insoluble dans l'éther.

1. La partie de cette résine insoluble dans l'éther est soumise à la distillation aux vapeurs d'eau ; on obtient ainsi 0.95 gr. d'essence déposant de petits cristaux blancs, non purifiables, d'odeur menthée.

L'odeur de cette essence est aromatique, menthée, térébenthinée.

2. Le reste de cette résine privée de ses acides et de son essence se dissout dans l'alcool, soluté qui, versé dans l'eau acidulée, provoque un précipité blanc pesant 1,5 grammes.

En le purifiant, on obtient un précipité blanc, trop minime pour être analysé.

C. Parties tout à fait insolubles.

Cette résine englobait en outre 8.45 gr. d'impuretés formées de matières minérales et de copeaux de bois.

Conclusions.

Les 30 grammes de cette résine se composent donc :

d'acide térébinthique	. . . .	5,2 gr.
d'acide térébinthonique	. . . .	13,9 »
de térébinthorésène	. . . .	1,5 »
d'essence	. . . .	0,95 »
d'impuretés et de copeaux	. . . .	8,45 »
	Total	30 gr.

D. Exsudat dénommé Liban schami ou Résine syrienne.

Cette résine, dont on ne connaît pas encore la plante génératrice, est vendue au Caire et à Alexandrie sous la dénomination de *Liban schami* ou de *Résine syrienne*. Les femmes arabes et égyptiennes l'utilisent pour assouplir leur chevelure et en fortifier la croissance par des lavages.

Elle est formée de morceaux difformes, gros, anguleux, de couleur jaune grisâtre, ou jaune blanchâtre, à surface luisante, à cassure homogène, opaque.

Pulvérisés, ils donnent une poudre gris jaunâtre, d'odeur aromatique, térébenthinée.

Son point de fusion est à 95°.

Son indice d'acidité est compris entre 163.24 et 166,5.

Son indice de saponification entre 257,81 et 280,9.

Son indice d'éther à 113,48.

Chauffée entre deux verres de montre, cette résine se liquéfie, tout en dégageant des vapeurs blanches, aromatiques, particulières, d'odeur térébenthinée.

Elle est un peu soluble dans l'éther de pétrole : aux trois quarts soluble dans l'éther, soluté formant un trouble blanchâtre, se dissolvant par addition d'alcool ; presque tout à fait soluble dans l'alcool, le chloroforme, le benzol : aux deux tiers soluble dans l'essence de térébenthine, le sulfure de carbone, les alcalis : très soluble dans l'ammoniaque.

Ses réactions sont acides.

Trente-cinq grammes de cette résine, dissous dans de l'éther, donnent un soluté jaunâtre, abandonnant un petit résidu insoluble. La solution éthérée, agitée successivement avec des solutions aqueuses de *carbonate d'ammonium*, de *carbonate de sodium*, de *potasse caustique*, abandonne, à l'exception de cette dernière agitation, des acides libres.

A. Solution éthérée.

1. Le précipité obtenu par les agitations avec du *carbonate d'ammonium* se dissout dans l'alcool, soluté qui se précipite en partie par addition d'une solution alcoolique d'acétate de plomb.

a) Le précipité, traité avec de l'alcool additionné d'acide sulfurique que l'on neutralise ensuite par de la céruse, donne un soluté jaune pâle. Ce soluté, versé dans de l'eau acidulée, provoque la formation d'un précipité blanc fondant à 95°. Trop petit pour être combusté.

b) Le filtrate, versé dans l'eau acidulée, produit la formation d'un précipité blanc qui, purifié, fond à 93° et soumis à la combustion donne les résultats suivants :

0,1519 grammes substance $= 0,4004$ gr. CO_2 et 0.1232 gr. H_2O.

Trouvé	Formule	qui, calculée en %, donne
$C = 71,8$	$C_{24}\,H_{38}\,O_5$	$C = 70.9$
$H = 9,01$		$H = 9.3$

Acide dénommé: Acide libabique.

2. Le précipité blanc obtenu lors des agitations avec du *carbonate de sodium* se dissout en partie dans l'alcool; l'autre partie dans l'alcool méthylique.

a) Partie soluble dans l'alcool. Ce soluté additionné d'une solution alcoolique d'acétate de plomb, se précipite en partie ; on obtient ainsi :

1. Un précipité.

2. Un filtrate.

1. Le précipité blanc, purifié, fond à 95° : soumis à la combustion, il donne pour 0,0924 gr. substance 0,252 gr. CO_2 et 0.0787 gr. H_2O.

Trouvé	Formule	qui, calculée en %, donne
$C = 74,3$	$C_{12}\,H_{18}\,O_2$	$C = 74.2$
$H = 9.44$		$H = 9.2$

Acide libanique.

2. Le filtrate versé dans de l'eau acidulée forme un précipité blanc, fondant à 85°. On obtient en le soumettant à la combustion :

0,1472 grammes substance 0.4098 gr. CO_2 et 0.1269 gr. H_2O.

Trouvé	Formule	qui, calculée en %, donne
$C = 75,9$	$C_{24}\,H_{32}\,O_3$	$C = 75.9$
$H = 9,57$		$H = 9,6$

Acide libanoque.

b) La partie de ce précipité soluble dans l'alcool méthylique donne un soluté qui, versé dans l'eau acidulée, provoque la formation d'un précipité blanc fondant à 86°. En le soumettant à la combustion, on obtient les résultats suivants :

0,1172 gr. substance donnent 0,326 gr. CO_2 et 0,0973 gr. H_2O.

Trouvé	Formule	qui, calculée en %, donne
$C = 75,85$	$C_{27}\,H_{40}\,O_4$	$C = 75.7$
$H = 9,22$		$H = 9,3$

Acide libanonique.

B. Partie insoluble dans l'éther.

1. Cette partie résineuse, insoluble dans l'éther, est soumise à la distillation aux vapeurs d'eau.

On obtient ainsi 0,81 gr. d'essence jaunâtre, d'odeur aromatique, un peu térébenthinée.

2. Cette partie résineuse, ainsi privée de ses acides libres et de son huile essentielle, se dissout dans l'alcool, soluté qui, versé dans l'eau acidulée, forme un précipité blanc très minime de *Libano résène* dont ne pouvons entreprendre la combustion.

C. Parties insolubles.

Les 3,8 grammes de cette résine, tout à fait insolubles dans les divers véhicules, sont formés d'impuretés minérales.

Conclusions.

Les 35 grammes de cette résine sont donc formés de :

a) acides se liant au carbonate d'ammonium	4,5 gr.
b) » » » de sodium	25,8 »
c) d'huile essentielle	0,8 »
d) de résène	0,6 »
e) d'impuretés	3,3 »
	Total . . . 35 gr.

DEUXIÈME PARTIE

Analyses de résines ayant servi à l'embaumement
chez les Egyptiens.

CHAPITRE PREMIER

Etude d'une résine ayant servi à l'embaumement de la momie de Hekan-M-Saf, commandant de la flotte royale, Saqqarah. XXXme dynastie.

La résine, formant le sujet de notre analyse, provient de la momie de Hekan-M-Saf, commandant de la flotte royale, Saqqarah XXXme dynastie : elle nous fut envoyée par les soins du Directeur du Musée égyptien, au Caire, M. Maspéro, auquel nous présentons nos meilleurs remerciements.

Elle forme, à première vue, une masse compacte, pesant 40 grammes, de couleur rouge brunâtre sur la face interne, qui est un peu pointillée par la marque des pores, et brune noirâtre luisante sur la face externe. Son odeur balsamique est aromatique, sa saveur agréable, un peu poivrée et balsamique.

En l'examinant à la loupe, nous constatons qu'elle est formée de différents morceaux résineux, entourant des pierres, du sable et quelques corps minéraux d'un beau jaune doré.

Nous étudierons séparément ces différents corps.

I. Pierres.

Les pierres, de toutes grandeurs, de formes et de couleurs différentes, sont triées suivant leur aspect extérieur et leur densité, soit :

a) Les pierres jaunes, anguleuses, très dures, de la grosseur d'une lentille, pesant 1, 3 gr., sont très peu solubles dans l'eau, en grande partie solubles dans l'acide chlorhydrique, l'acide nitrique, dégageant dans ces deux solutés des gaz d'acide carbonique. Le résidu, insoluble dans ces dissolvants, fondu avec du chlorate de potasse et du carbonate de potasse, forme une composition soluble dans l'eau acidulée, à l'exception des oxydes de silice.

Ces solutions, analysées séparément, contiennent des carbonates de chaux, de sodium, de magnésium, des phosphates de chaux, des sulfates de magnésium, de sodium, de barium et de calcium ; des silicates de magnésium, de calcium, d'aluminium : des chlorures de sodium, de magnésium et de potassium, recelant en outre des traces minimes d'arsenic, de chrome et de fer.

b) Les pierres grises de forme allongée pesant 1, 1 gr., plates, poreuses, friables, insolubles dans l'eau, sont presque entièrement solubles dans l'eau additionnée d'acide chlorhydrique, à l'exception de parcelles de silicates. Elles sont formées de carbonates de chaux et de magnésie : de phosphates de chaux et de sodium : de sulfates de calcium, de silicates d'aluminium, de calcium et de magnésium, recelant en outre des traces de chrome et de fer.

II. Bois.

Nous trouvons, baignés dans cette résine, de petits copeaux de bois rougeâtre, des petits morceaux de bois plat, puis un grand morceau de bois résineux dégageant une odeur aromatique, balsamique, le tout pesant 1,28 gr.

Examinés au microscope, le grand morceau, et une grande partie de ces copeaux proviennent d'un bois appartenant à la famille des conifères, cèdre ou cyprès. (Voir fig. due à M. le Prof. Jaccard.)

Voici ce que M. le professeur Jaccard, du Polytechnicum de Zurich, m'écrit à ce sujet :

« En comparant la structure de ce bois avec celle d'exemplaires récents de

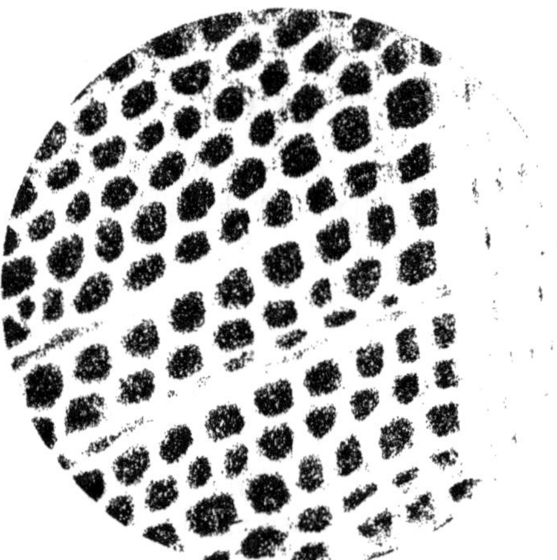

Bois d'Égypte. *Juniperus*. Coupe transversale.
(Microphotogr. P. Jaccard.)

cette espèce récoltés par moi, soit aux îles Baléares, soit en Égypte, je suis arrivé à l'identifier comme bois d'un *Juniperus phœnicea*.

« Il s'agit là d'une espèce répandue dans le Nord de l'Afrique ainsi que dans le bassin méditerranéen en général, que les Anciens ont pu utiliser.

« Le *Juniperus phœnicea* est très voisin du *Juniperus oxycedrus* occupant les mêmes régions. D'après le matériel disponible, il est difficile de dire si, dans les échantillons mélangés, il se

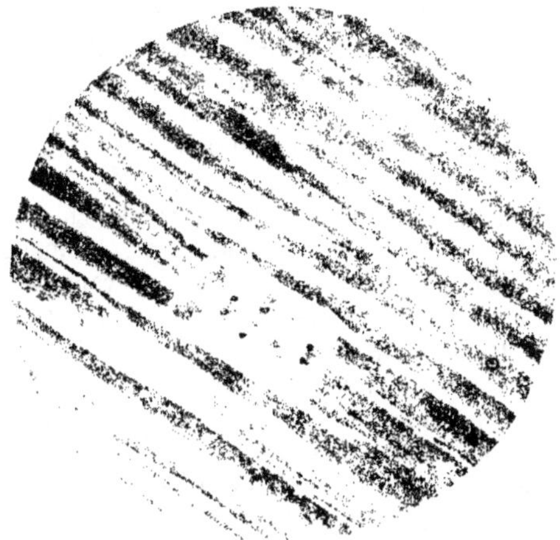

Bois d'Égypte. *Juniperus*. Coupe longitudinale radiale.
(Microphotogr. P. Jaccard.)

trouve des fragments de cette dernière espèce. Il pourrait enfin s'agir aussi du *Juniperus drupacea* dont les baies sont comestibles en Syrie.

« Les microphotographies ci-contre donnent la structure en coupe transversale et en coupe longitudinale radiale. Cette dernière montre les ponctuations plus petites, elliptiques, des cellules des rayons médullaires. »

Qu'il me soit ici permis de remercier sincèrement M. le Prof. Jaccard pour son étude si intéressante et si approfondie.

Nous étudierons plus loin, sous la rubrique « parties insolubles dans l'éther, l'alcool, le chloroforme, le sulfure de carbone », les autres parties de bois provenant de plantes appartenant aux dicotylédones.

Baignés dans cette résine, se trouvent aussi des débris de tissus d'étoffe, d'un tissage grossier en fibres de lin, utilisés pour envelopper la momie.

III. Morceaux de résine jaunâtre brillante.

On trouve, en outre, des morceaux jaunâtres, brillants, un peu transparents, résineux, d'odeur rappelant la colophane, de forme anguleuse, pesant 0.48 gr.

Pulvérisés, ou chauffés, ils dégagent une odeur térébenthinée et donnent une poudre jaunâtre, adhérente aux mains. Il sont en grande partie solubles dans l'éther, le chloroforme, l'essence de térébenthine ; très solubles dans le benzol. le sulfure de carbone ; à peu près solubles dans l'alcool. Leur point de fusion est compris entre 126,5° et 127°.

Leur réaction est acide.

Leur indice d'acidité est compris entre 46,05 et 47,1.

L'indice de saponification entre 151,6 et 152,1.

Quant à ses réactions spécifiques, celle de Liebermann est négative. Dans celle de Salkowski, la couche chloroformique se colore en jaune rougeâtre. bleu sale et gris bleuté et la couche acide en rouge brunâtre.

Une partie de ce chloroforme. évaporé de suite, devient incolore, en passant du jaune rougeâtre par le bleu et le gris bleu.

Par la méthode de Mach. le résidu lavé à l'eau prend une coloration rouge brunâtre. teintée en violet.

Avec une aussi petite quantité de substance que celle mise à notre disposition, il est matériellement impossible d'entreprendre les agitations et de séparer les acides résineux. aussi devons-nous, en comparant les indices d'acidité. de saponification. les réactions de Mach et de Salkowski. présumer que cette matière résineuse est formée de térébenthine de Chios.

IV. Morceaux résineux, anguleux, jaunes brunâtres.

Les morceaux anguleux. plats. minces. de couleur jaune brunâtre. non transparents, dans lesquels est enchâssée de la limaille d'or, pèsent 0, 21 gr.

Chauffés avec de l'acide chlorhydrique. ils se dissolvent avec une coloration brunâtre. solution qui, additionnée d'ammoniaque. ne donne pas une fluorescence bleuâtre.

Par contre. chauffés dans l'alcool, additionné d'acide chlorhydrique. le liquide chaud devient légèrement bleuâtre. Réactions non positives quant à la présence du galbanum.

V. Morceaux résineux allongés d'odeur rappelant celle du cèdre.

Les morceaux allongés bruns noirâtres, un peu saupoudrés, à reflet légèrement verdâtre. forment une masse plastique. aromatique, rappelant l'odeur de l'essence de cèdre.

Ils pèsent 1, 4 gr.

Chauffés entre les doigts. ils y adhèrent fortement. dégageant une odeur balsamique prononcée. pareille à celle de la térébenthine et du cèdre.

FRAGMENT DE COLLIER
de la Momie de HEKAN-M-SAF
Commandant de la Flotte Royale
~ Saqqarah XXXe Dynastie ~
(Grandeur Nature -)
(Double de la Grandeur Nature)
Hématite
Lapis-lazuli
Turquoise
Or
Dr. L. Reutter. pharm

Nous ne pouvons, vu sa plasticité et son adhérence, prendre le point de fusion de cette masse. Sa réaction est acide.

Elle est presque entièrement soluble dans l'éther, le chloroforme ; très soluble dans le benzol et le sulfure de carbone ; un peu soluble dans l'essence de térébenthine ; très peu soluble dans l'alcool.

Le réactif de Liebermann ne donne pas de réaction positive. La couche d'acide sulfurique du réactif de Salkowski devient jaunâtre, puis rouge brunâtre, et la couche chloroformique brune, après douze heures jaunâtre, puis grise teintée en violet, et enfin incolore.

Le chloroforme évaporé devient grisâtre, teinté en violet, puis incolore.

Par le réactif de Mach, le résidu se colore en jaune brunâtre, rouge grenat avec un centre rouge jaunâtre.

L'étude de la résine du cèdre n'ayant pas encore été entreprise, nous supposons être en présence de cette résine, car, extraite avec de l'éther de pétrole, cette masse résineuse abandonne une essence jaune brunâtre rappelant l'odeur de l'essence de cèdre.

Son poids spécifique est 0.9801 ; son pouvoir rotatoire — 22°35.

Son indice de réfraction n d. 20° 1.48614, résultats concordant approximativement avec ceux que donne l'essence de cèdre.

L'indice d'acidité de cette résine est 84.25 et l'indice de saponification 103.907 ; donc, l'indice d'éther 19.65. Nous ne pouvons certifier la réelle exactitude de tous ces indices, ces résines étant alcalines et saupoudrées d'autres parties résineuses.

VI. Bijoux.

Les pierres précieuses et les parties en or, provenant de bijoux, sont une trouvaille archéologique très intéressante.

En voici la nomenclature :

Une turquoise vert pâle de la forme d'un grain de blé perforée au centre ;
deux lapis-lazuli bleu foncé de même forme ;
deux hématites noires de forme identique ;
deux anneaux en or de forme ovoïde, perforés au centre ;
un petit pendentif en or, de la grosseur d'une lentille, perforé au centre ;
deux petits anneaux en or mat. (Voir la planche hors texte.)

VII. Masse résineuse.

Le reste de la résine, entourant les parties décrites ci-haut, est en partie soluble dans l'éther, l'alcool, l'acétone, l'essence de térébenthine pure et technique, le sulfure de carbone, l'éther acétique ; peu soluble dans l'alcool méthylique : en partie soluble dans l'essence de cannelle : presque tout à fait soluble dans le benzol. le chloroforme ; à peu près insoluble dans l'éther du pétrole : insoluble dans l'eau.

Lorsque cette résine est dissoute dans l'éther ou l'alcool, il se forme un trouble blanchâtre. trouble disparaissant par le mélange de ces deux solutés.

Pulvérisée, elle donne une poudre grise noirâtre, d'odeur aromatique, qui. chauffée. dégage. après s'être gonflée et liquéfiée, des vapeurs blanches. d'odeur térébenthinée et de styrax, puis des vapeurs jaunâtres d'odeur bitumineuse.

Ces vapeurs se condensent sur les parois du verre de montre superposé au récipient. sous forme de petits cristaux blancs. solubles dans l'eau bouillante. donnant les réactions caractéristiques de l'*acide cinnamique*.

Le résidu ainsi chauffé forme outre une masse noirâtre pulvérulente. d'odeur bitumineuse. une masse jaunâtre gluante.

La solution chloroformique de cette résine étendue sur la peau provoque une cuisson désagréable. voire même douloureuse: la peau devient brune, noirâtre. écailleuse. comme momifiée. Cette poudre. aspirée, dessèche les muqueuses nasales. empêchant l'exsudation du liquide, et provoque des dérangements intestinaux (constipation).

La réaction alcaline exclut la présence de phénol, de formol, qui eussent pu provoquer la démangeaison cutanée.

Cette résine chauffée dans l'eau se coagule. donnant un soluté alcalin, contenant des carbonates, des chlorures. des sulfates de sodium. de potassium et de magnésium, provenant *du natron*, si souvent décrit et utilisé par les Anciens.

Ce soluté examiné au polarimètre et réduisant à chaud une solution de Fehling, contient 0.5 à 0,7 % de sucre. provenant probablement d'un *vin de palmier* mélangé à cette masse résineuse.

Son point de fusion est 121°.

Cette résine se dissout en partie à froid, dans l'acide sulfurique qu'elle colore en rouge: à chaud, elle s'y dissout en grande partie. dégageant des gaz d'acide sulfureux : soluté. prenant une teinte rouge brunâtre : la partie insoluble dans cet acide se coagulant en de petites masses gluantes.

Chauffée dans un mélange d'acide chromique et d'acide sulfurique, cette résine dégage aussi des gaz d'acide sulfureux.

Elle se dissout en partie dans l'ammoniaque et la soude caustique, dégageant une odeur térébenthinée.

Son indice d'acidité est nul : son indice de saponification est compris entre 39.31 et 44.03.

Ces deux indices ne peuvent être exacts. le natron alcalin liant les acides résineux. En ce qui concerne les caractères spécifiques de cette résine. la réaction est négative quant au réactif de Liebermann. La couche acide.

de jaune orange devient brunâtre par le réactif de Salkowski, et la couche chloroformique passe du jaune brunâtre au rose violacé, au bleu grisâtre, devenant incolore.

La couche chloroformique, évaporée pour elle-même, devient incolore, en passant du jaune brunâtre par le brun violacé, le rose violacé, le bleu grisâtre.

Le résidu rouge brunâtre de la réaction de Mach se colore après lavage en rouge grenat, avec un centre jaune.

Afin de compléter nos recherches chimiques, nous faisons encore les réactions suivantes, caractéristiques aux différentes résines ayant pu entrer dans la composition de cette masse résineuse.

Quelques gouttes d'un mélange d'acide nitrique et d'acide sulfurique provoquent dans le baume de Gurjun dissous dans du sulfure de carbone, une coloration violacée, ce qui n'est pas le cas pour notre résine.

Si nous la chauffons dans un verre à réaction, il se produit un dégagement de vapeurs blanches, se déposant après complet refroidissement sur les parois du tube à réactif sous forme d'aiguillettes blanches. Ces cristaux chauffés avec de l'eau contenant du permanganate de potasse et de l'acide sulfurique, dégagent l'odeur d'aldéhyde benzylique, tandis que la solution de permanganate devient rosâtre, puis incolore, réaction correspondant, ainsi que la suivante, à celle que donne le *styrax oriental*, baume contenant de l'*acide cinnamique*.

Si l'on épuise un milligramme de cette résine avec de l'éther et que l'on verse prudemment sur ce soluté de l'acide sulfurique, ce dernier se colore en brun rougeâtre, l'éther prenant une teinte verdâtre.

Si l'on chauffe du styrax avec de l'eau, puis avec de l'alcool, son résidu repris par de l'eau bouillante donne à ce dernier sa *vanilline*, corps se colorant en rouge par l'acide chlorhydrique additionné de phloroglucine, réaction *positive au styrax*.

Les réactions caractéristiques de l'opoponax, de la myrrhe, du baume de Gurjun, de l'ase fétide, du galbanum, de la gomme ammoniaque, de l'euphorbe, du benjoin, du baume africain, sont toutes négatives.

Celle du sandaraque est dubitative.

Cette résine est formée :

a) De morceaux anguleux, mats extérieurement, luisants intérieurement, pesant 9,2 gr.

b) De morceaux résineux, granuleux, bruns noirâtres, un peu saupoudrés d'une poussière jaune grisâtre, pesant 3,95 gr.

c) De parties poussiéreuses jaunes brunâtres, pesant 6,3 gr. Ces résines possèdent les mêmes points de fusion et les mêmes degrés de solubilité. (Voir tableau ci-après.)

	Points de fusion	Ether	Alcool	Chloro-forme	Essence de térébenthine	Benzol	Sulfure de carbone
POUDRE **C**	121,6	En grande partie soluble	En partie soluble	Très soluble	En partie soluble	Très soluble	En grande partie soluble
MASSE **A**	121.5	Idem	Idem	Idem	Idem	Idem	Idem
MASSE **B**	120.8	Idem	Idem	Idem	Idem	Idem	Idem

Les réactions de Liebermann, de Mach, de Salkowski, donnent toutes les mêmes résultats.

Afin d'analyser et d'isoler les différents acides résineux, nous essayons de suivre la marche préconisée par M. le professeur Tschirch, consistant à agiter une solution résineuse éthérée, avec une solution aqueuse de carbonate d'ammoniaque. Les deux liquides éthéré et aqueux, forment deux couches distinctes : la couche inférieure décantée, versée dans de l'eau acidulée, devrait y produire un précipité abondant, et non pas seulement une légère opalescense, si le carbonate d'ammonium avait lié un ou plusieurs acides résineux. Nous agitons ensuite cette solution éthérée avec des solutions aqueuses de carbonate de sodium et de potasse caustique, sans obtenir de résultats plus satisfaisants. Nous devons donc suivre une autre méthode pour libérer et isoler les acides résineux de leurs éthers.

Cette marche à suivre, non encore pratiquée, consiste à chauffer au bain-marie, pendant deux fois vingt-quatre heures, 25 grammes de cette résine avec une solution alcoolique à 5 % de potasse caustique, donnant :

A. Une partie saponifiable, soluble dans l'alcool.

B. Une partie non saponifiable, insoluble dans l'alcool.

C. Des parties tout à fait insolubles.

A. Partie saponifiable, soluble dans l'alcool.

Cette partie saponifiable soluble dans l'alcool, versée dans de l'eau acidulée, provoque un fort précipité blanc jaunâtre, qui, lavé, séché, se dissout en partie dans l'éther, en partie dans l'alcool.

1. Partie soluble dans l'éther.

Cette solution éthérée, filtrée est agitée successivement :

a) Avec une solution aqueuse à 1 % de carbonate d'ammonium. Les deux liquides formant deux couches distinctes : la couche inférieure décantée,

privée par la distillation de son éther, est versée dans de l'eau acidulée
d'acide chlorhydrique, où elle provoque un précipité jaunâtre devenant
blanchâtre à mesure que les agitations se succèdent.

Ce précipité, lavé, séché, est soumis dans un mélange d'éther et d'alcool
à la cristallisation.

Il se dépose, après un certain temps, un résidu jaunâtre englobant de
petits cristaux blancs, solubles dans l'eau bouillante, soluté, réduisant à
chaud une solution aqueuse de permanganate de potasse additionnée
d'acide sulfurique et provoquant le dégagement d'odeur rappelant celle de
l'aldéhyde benzylique. Cette réaction est caractéristique à l'*acide cinnamique*.

Ce soluté aqueux, évaporé, abandonne des cristaux qui, purifiés, fondent
à 133° comme l'*acide cinnamique*, acide qui fut décelé dans l'analyse du
styrax, provenant de la plante *Liquidambar orientalis*, croissant en Asie
Mineure, baume que les anciens Égyptiens devaient connaître.

La partie résineuse insoluble dans l'eau, ne donnant aucun résultat positif
quant à la cristallisation, se dissout en partie dans l'alcool.

Ce soluté, additionné d'une solution alcoolique d'acétate de plomb,
donne :

α) Un précipité minime.

β) Un filtrate.

Ce filtrate, versé dans de l'eau acidulée, provoque un précipité blanc, qui,
lavé, séché, fond à 92°.

Soumis à la combustion, il donne pour 0,1384 gr. de substance,
0.3724 gr. CO_2 et 0,1452 H_2O, correspondant à :

Trouvé	Formule	qui, calculée en %, donne
$C = 73.3$	$C_{23} H_{36} O_4$	$C = 73.4$
$H = 9.2$		$H = 9.5$

Formule correspondant à l'*acide β masticinique* que le Dr Reutter et M. le
professeur Tschirch[1] trouvèrent pour le *mastic*.

La partie résineuse insoluble dans l'eau et l'alcool éthylique, soluble
dans l'alcool méthylique, est traitée par une solution alcoolique d'acétate de
plomb, qui sépare ce soluté en un précipité minime et en un filtrate de couleur jaune pâle.

Ce filtrate, versé dans de l'eau acidulée d'acide nitrique (qui décompose
la solution d'acétate de plomb en nitrate de plomb, soluble dans l'eau, et
en acide acétique), provoque un précipité blanc, volumineux, qui, lavé,
séché, fond à 72,3°.

Son indice d'acidité est compris à 202.6.

Son indice de saponification à 217.2.

---

[1] Voir Tschirch, *Die Harze und die Harzbehälter*, f° 472.

Soumis à la combustion, nous obtenons les résultats suivants. pour 0.222 gr. de substance 0,6158 gr. CO_2 et 0,189 H_2O. correspondant à :

Trouvé	Formule	qui, calculée en %, donne
C = 75,6	$C_{21} H_{32} O_3$	C = 75,90
H = 9,45		H = 9,6

Formule correspondant. ainsi que les indices d'acidité. de saponification. le point de fusion. à ceux trouvés par M. le professeur Tschirch[1] dans le *baume d'Alep*. formule dénommée par lui *acide halepopinique*.

b) Avec une solution aqueuse de carbonate de sodium. Cette partie aqueuse, privée par la distillation de son éther, est versée dans un large récipient contenant de l'eau acidulée d'acide chlorhydrique. Il s'y forme un précipité brun jaunâtre, volumineux, devenant successivement petit et blanchâtre. Ce précipité, lavé jusqu'à ce que l'eau du lavage ne contienne plus d'acide chlorhydrique, séché, puis dissous dans de l'éther additionné d'alcool, est soumis à la cristallisation.

Après un certain temps. il se dépose au fond du récipent une masse brunâtre, pulvérulente, inodore, soluble dans l'éther. l'alcool éthylique, et fondant à 96,1°.

Nous faisons dissoudre le résidu adhérent dans de l'alcool. soluté qui, additionné d'une solution alcoolique d'acétate de plomb, donne un précipité et un filtrate.

α) Le précipité. dissous dans de l'alcool contenant de l'acide sulfurique pour décomposer le sel résineux de plomb, donne un soluté qui, versé dans de l'eau acidulée, provoque un petit précipité blanc, fondant à 95.2°, comme l'acide α masticonique.

β) Le filtrate. versé dans l'eau acidifiée d'acide nitrique, provoque un précipité blanc, volumineux qui, lavé, séché, fond à 92°. Ce précipité, soumis à la combustion donne :

pour 0.0664 gr. substance 0,1874 gr. CO_2 et 0,0587 H_2O :

Trouvé	Formule	qui. calculée en %, donne
C = 76,9	$C_{32} H_{48} O_4$	C = 77,4
H = 9,8		H = 9,6

Formule correspondant à celle que M. le professeur Tschirch et le Dr Reutter trouvèrent pour l'acide β *masticonique*.

La partie insoluble dans l'alcool se dissout dans l'alcool méthylique, soluté qui, par addition d'acétate de plomb en solution alcoolique, donne

---

[1] Voir Tschirch. *Die Harze und die Harzbehälter*, Leipzig 1906. f° 588.

un précipité et un filtrate dont nous ne pouvons entreprendre l'étude, le matériel nécessaire nous faisant défaut.

c) Avec une solution aqueuse de bisulfite de sodium. La solution éthérée est ensuite agitée dans un entonnoir à décantation avec une solution aqueuse de bisulfite de sodium. La partie aqueuse décantée est évaporée au bain-marie, comme précédemment, pour la priver de son éther. On l'évapore ensuite en l'acidifiant préalablement d'acide sulfurique, pour décomposer les combinaisons du bisulfite aux aldéhydes. Il surnage, sur cette couche aqueuse, une masse fluorescente adhérente aux parois de la capsule, insoluble dans l'alcool, l'éther, le chloroforme, d'odeur aromatique, qui ne peut être purifiée.

Cette solution aqueuse est alors agitée, après saturation de sel marin, avec de l'éther, qui, décanté, évaporé, abandonne des petits cristaux d'odeur vanillée, solubles dans l'eau bouillante, l'alcool, l'éther.

Ces cristaux, additionnés d'acide chlorhydrique, contenant soit de la phloroglucine, soit de l'acide pyrogallique, se colorent en rouge ou en violet, réactions caractéristiques de la *vanilline*. Celle-ci étant contenue dans le *styrax*, nous pouvons conclure qu'une partie de notre résine est formée par l'exudat du *Liquidambar orientalis*, comme nous l'avons déjà prouvé par la présence de l'acide cinnamique.

d) Avec des solutions aqueuses de potasse caustique à 1 %. Cette partie aqueuse privée de son éther par la distillation, est versée dans de l'eau acidulée où elle provoque un petit précipité blanc, qui est lavé, puis séché. Ce dernier dissous dans de l'éther additionné d'alcool méthylique se sépare en deux couches, lorsqu'on l'additionne de benzol, formant :

α) Une couche supérieure jaune clair qui, elle-même, additionnée d'alcool absolu, se sépare à nouveau en :

1. Une couche jaune clair, déposant des paillettes jaune blanchâtre.

2. Une couche jaunâtre, déposant des paillettes blanches, fondant à 121° comme *l'acide benzoïque*.

β) Une couche inférieure jaune foncé, huileuse, possédant l'odeur caractéristique du stororésinol.

Une goutte de ce liquide, dissoute dans du chloroforme, additionnée et agitée avec de l'acide sulfurique, provoque une coloration jaune rougeâtre, quant à la couche chloroformique, et une coloration rougeâtre, quant à la couche d'acide sulfurique, coloration qui devient ensuite fluorescente en vert.

Une goutte de styrol, évaporée avec de l'acide sulfurique, abandonne un résidu jaune brunâtre, se dissolvant dans l'ammoniaque en se colorant en jaune rougeâtre.

Les cristaux blancs, fondant à 121°, solubles dans l'eau bouillante, se déposent, après refroidissement de ce soluté. Ils se dissolvent en outre dans l'alcool, l'éther, le chloroforme, le toluol, etc.

Une solution aqueuse de ces paillettes, chauffée avec une solution aqueuse de permanganate de potasse additionnée d'acide sulfurique, ne dégage pas l'odeur d'aldéhyde benzylique, caractéristique à l'acide cinnamique.

Une solution aqueuse, additionnée d'une goutte de potasse caustique, donne, par addition d'une goutte d'une solution de perchlorure de fer dans 10 cm^3 d'eau, un précipité rouge sang surnageant sur le liquide.

Malheureusement, le peu de substance obtenu interdit toute analyse plus approfondie. Nous pouvons certifier toutefois par le point de fusion, qui se trouve être 121° et par ses réactions caractéristiques, être en présence de *l'acide benzoïque*, ne pouvant provenir que *d'une oxydation* de l'acide cinnamique ou du styrol.

Les paillettes jaunes purifiées, possédant le même point de fusion et donnant les mêmes réactions caractéristiques, doivent être considérées comme de *l'acide benzoïque*.

e) Le soluté éthéré ainsi privé de ses acides est évaporé. Son résidu, en partie soluble dans l'alcool, donne un soluté qui, versé dans de l'eau acidulée, provoque un petit précipité fondant à 76° : précipité trop minime pour être analysé. Ce précipité est donc une *résène* non déterminable.

En dessus de la couche aqueuse, surnage un dépôt adhérent aux parois, que nous additionnons à nouveau à la partie insoluble dans l'alcool, se dissolvant dans l'éther de pétrole.

Ce soluté, évaporé, abandonne une masse semi-liquide, de couleur jaune doré, donnant toutes les réactions caractéristiques au *styrol*, donc *styrax*.

f) Dépôt. Pendant ces agitations, il s'est déposé au fond de l'entonnoir à décantation un dépôt blanc insoluble, pesant **2,85** gr. qui, acidifié, purifié, soumis à la combustion, donne les résultats suivants :

pour 0,0216 gr. de substance 0.0746 gr. CO_2 et 0.0444 gr. H_2O :

Trouvé	Formule	qui, calculée en %, donne
C = 90,3	$C_{30} H_8 O_2$	C = 90.0
H = 2.1		H = 2.0

Formule non encore déterminée jusqu'ici.

2. Partie soluble dans l'alcool.

La partie du précipité saponifié, insoluble dans l'éther, se dissout en grande partie dans l'alcool après avoir été soumis à la distillation, aux vapeurs d'eau, pour la priver de son huile essentielle.

Ce soluté, versé dans l'eau acidulée, provoque un petit précipité blanc, fondant à 75°, et soumis à la combustion, donne les résultats suivants :

0,1115 gr. substance donnent 0,3161 gr. CO_2 et 0,1024 gr. H_2O :

Trouvé	Formule	qui, calculée en %, donne
C = 77,3	$C_{35} H_{56} O_4$	C = 77,77
H = 10,2		H = 10,37

Formule correspondant à la *masticorésène*. [1]

L'autre partie de ce précité, soluble dans le chloroforme et le benzol, donne des solutés qui, évaporés, abandonnent une masse noirâtre, petite, un peu sirupeuse, non purifiable.

B. Partie non saponifiable.

La partie non saponifiable est extraite dans un appareil de Soxlet, au bain-marie :

a) Avec de l'alcool qui, évaporé, abandonne un résidu noirâtre, très petit, pesant 0,25 gr.

b) Avec de l'éther qui, évaporé, abandonne un résidu noirâtre, pesant 1,15 gr.

Ces résidus ne se laissent ni purifier, ni cristalliser et ses solutés alcooliques versés dans l'eau acidulée n'y provoquent pas de précipités.

Chauffés avec de l'acide sulfurique, ils dégagent des gaz d'acide sulfureux. Nous présumons être en présence d'un peu d'*asphalte*, en partie soluble dans ces solutés.

c) Avec du chloroforme. Nous obtenons un soluté brun noirâtre, neutre, qui, évaporé, abandonne une masse écailleuse, d'odeur particulière, bitumineuse, pesant 0,936 gr.

Chauffée avec de l'acide sulfurique, il se produit un dégagement d'acide sulfureux.

Fondue avec de la potasse caustique, elle donne un résidu en partie soluble dans l'eau, solution qui, additionnée d'acide, dégage de l'hydrogène sulfureux.

Ce résidu, ainsi que le suivant, est donc de l'*asphalte ou bitume de Judée*.

d) Avec du benzol soluté qui, évaporé, abandonne également une masse noirâtre, neutre, d'odeur particulière, bitumineuse, dégageant, fondue avec de la potasse caustique, par l'acidification du soluté aqueux, de l'hydrogène sulfuré, donc *asphalte*.

C. Parties tout à fait insolubles.

Le reste de cette résine non saponifiable, insoluble dans l'alcool, l'éther, le chloroforme, le sulfure de carbone, pesant 9,85 gr. est tamisé. Son

---

[1] Voir Tschirch, *Die Harze und die Harzbehälter*, f° 474.

odeur étant encore aromatique, nous l'extrayons préalablement avec de l'éther de pétrole pour la priver de son essence, soluté, qui, évaporé, dépose une huile jaune brunâtre, d'odeur aromatique, rappelant celle de l'essence de cèdre, huile essentielle que nous ajoutons à celle déjà décrite.

Ces parties insolubles sont formées de parties minérales et de parties végétales.

a) Les parties minérales, après avoir été tamisées, sont chauffées avec de l'eau, qui en dissout une partie. L'autre partie se dissout partiellement dans l'acide chlorhydrique dégageant des gaz d'acide carbonique.

La partie insoluble, fondue avec des carbonates alcalins et du chlorate de potasse, se dissout dans l'eau acidulée, à l'exception des oxydes de silice.

Nous ne pouvons déterminer la nature de ces différents éléments, qui ont pu subir diverses désagrégations sous l'influence de la potasse caustique, alcoolique, utilisée pour la saponification des acides résineux.

Toutefois, cette partie minérale se compose de carbonates, de silicates, de phosphates, de chlorures, de nitrates et de sulfates d'aluminium, de sodium, de calcium, de magnésium, de potassium, tout en recelant des traces d'arsenic, de fer, de mangane et de chrome.

Outre les oxydes de silice, nous trouvons du sable quartzeux, marneux et des paillettes d'or.

b) Parties végétales. Celles-ci, examinées au microscope, indiquent qu'elles proviennent :

α) de plantes appartenant aux conifères, c'est-à-dire aux cèdres ou cyprès :

β) de plantes appartenant aux dicotylédones, reconnaissables aux grands vaisseaux spiralés, aux fibres libériennes.

Ces restes végétaux proviennent probablement du *Liquidambar orientalis*, dont nous avons reconnu la présence : le styrax renferme toujours des détritus ligneux.

Il s'y trouve encore des cellules scléreuses et oléifériques possédant toutes les caractéristiques de celles du *poivre* ou du *cubèbe*.

Distillation sèche selon la méthode pyrochimique.

N'ayant reçu que peu de substance, nous n'utilisons que 3 grammes de cette résine bien pulvérisée, que nous chauffons dans un matras en verre à deux tubulures, dont l'une, bouchée par un liège, supporte un thermomètre, et l'autre communique à un récipient interchangeable.

A 20°, cette résine commence à fondre en une masse brunâtre : à 26°, elle se gonfle, devenant en partie liquide à 36°.

De 40° à 50°, elle se liquéfie complètement tout en émettant des vapeurs blanches, qui se condensent sous forme de petits cristaux le long des parois du tube à distillation, répandant une odeur balsamique de cinnaméine.

A 51°, elle bout, à 53,5° elle dépose des globules incolores retombant en partie au fond du récipient, tandis qu'une autre partie distille sous forme de gouttelettes jaunâtres.

A 54.3°, le dégagement des vapeurs blanches qui avaient cessé de se produire, recommence ; on perçoit alors une odeur rappelant celle de la cinnaméine ; à 68°, elle distille un liquide jaune brunâtre d'une odeur aromatique.

A 75°, ce liquide devient jaune clair et les parois du matras se recouvrent d'un liquide oléagineux jaune brunâtre, retombant toujours au fond du récipient.

De 94° à 110°, le liquide distillé devient incolore, dégageant une odeur fortement aromatique, rappelant celle du baume de copahu et du styrax.

De 120° à 130°, le liquide incolore redevient jaunâtre, dégageant une odeur d'asphalte ou de bitume surchauffé.

En comparant ces résultats avec ceux obtenus par M. le professeur Tschirch et le Dʳ Van Itallie, lors de leurs analyses sur le styrax oriental, nous trouvons qu'ils concordent. [1]

Distillation aux vapeurs d'eau.

Nous introduisons dans un matras chauffé au bain-marie 3 grammes de cette résine pulvérisée. Ce matras communique d'un côté par un tuyau en verre à un récipient, qui, chauffé, émet des vapeurs d'eau, et de l'autre à un réfrigérant, dans lequel ces vapeurs se condensent après avoir passé à travers le matras et les corps résineux ; ce réfrigérant communique à un récipient en verre interchangeable. On obtient ainsi un distillat qui, saturé de sel marin, est ensuite agité avec de l'éther pour s'emparer des huiles essentielles.

L'éther évaporé, abandonne une huile jaune pâle, d'odeur aromatique, rappelant celle de la térébenthine ; son point d'ébullition est entre 149° et 153.5°, correspondant aux résultats obtenus pour l'essence du baume d'Alep.

[1] Tschirch, *Die Harze und die Harzbehälter*, fᵒ 289 à 298.

Conclusions.

Ces conclusions ont été présentées le 25 septembre 1911 par M. Maspéro à l'Académie des Sciences de Paris, qui les a publiées dans ses comptes-rendus, T. 153, p. 597. Séance du 25 septembre 1911.

Cette résine est formée de morceaux friables, de couleur rouge brunâtre, un peu pointillés sur la face interne (marque des pores), et de couleur brune noirâtre sur la face externe qui est luisante : elle pèse en tout 40,2 gr. Examinée à la loupe, elle ne forme pas une masse homogène, et la résine englobe différents corps que nous examinerons successivement.

I. Des pierres dures, anguleuses, pesant 1,3 gr., formées de carbonates de chaux, de magnésium et de sodium ; de phosphates de chaux ; de sulfates de magnésium, de sodium, de calcium et de barium ; de silicates de *calcium*, de magnésium, d'aluminium ; de chlorures de sodium et de magnésium, tout en recelant des traces d'arsenic, de chrome et de fer.

II. Des pierres grisâtres, friables, pesant 1,1 gr., formées de carbonates de chaux et de magnésie ; de phosphates de chaux et de sodium ; de sulfates de chaux ; de silicates d'aluminium, de calcium, de magnésium ; tout en contenant des traces de chrome et de fer.

III. Des objets précieux et d'ornement.

IV. Des morceaux de bois d'odeur aromatique, pesant 1,28 gr., qui, examinés au microscope, proviennent d'un bois appartenant à la famille des conifères, cyprès ou cèdres qui, comme M. le professeur Jaccard les détermine, appartiennent soit au *Juniperus phœnicea* ou *Juniperus oxycedrus* ou *Juniperus drupacea*, arbres originaires des régions méditerranéennes.

V. Des petits morceaux de résine jaune brunâtre, pesant 0,48 gr., d'odeur balsamique térébenthinée, provenant probablement de la *térébenthine de Chios*.

VI. Des morceaux résineux, anguleux, de couleur jaune brunâtre, dont nous ne pouvons préciser l'origine, vu le peu de substance mise à notre disposition.

VII. Des morceaux résineux allongés, plastiques, d'odeur térébenthinée, provenant probablement de la *résine de cèdre*, pesant 1,4 gr.

VI. De la résine proprement dite, qui, examinée chimiquement et microscopiquement, donne les résultats suivants :

a) De styrax, provenant du *Liquidambar orientalis*, comme le prouve la présence de *l'acide cinnamique* fondant à 133° ; de *la vanilline, du styrol* qui, par oxydation, donne de *l'acide benzoïque* fondant à 121°.

b) De la résine d'Alep, de *Pinus halepensis*, comme le prouve l'essence obtenue par la distillation aux vapeurs d'eau, essence d'odeur térébenthinée, et *l'acide halepopinique*, que nous obtenons en agitant une solution éthérée de cette résine avec du carbonate d'ammoniaque. Corps fondant à 73,5° et donnant, soumis à la combustion, les résultats suivants : 0,222 gr. de substance donnent 0,6158 gr. CO_2 et 0,189 gr. H_2O, correspondant à

Trouvé	Formule	qui calculée en $^0/_0$ donne
C = 75,6	$C_{21} H_{32} O_3$	C = 75,9
H = 9,45		H = 9,64

Cette formule correspond exactement avec celle que M. le Dr Schulz trouva pour *l'acide halepopinique*, sous la direction de M. le professeur Tschirch, à Berne (voir sa Dissertation inaugurale, page 14, et *die Harze und die Harzbehälter* de M. le professeur Tschirch, Leipzig, 1906, page 588).

c) De mastic, de la plante *Pistacia lentiscus* comme le prouve *l'acide β masticinique* obtenu par agitation de la solution éthérée avec du carbonate d'ammonium, qui fond à 92° et donne, soumis à la combustion, les résultats suivants :

0,1384 gr. de substance donnent 0,3721 gr. CO_2 et 0,1151 gr. H_2O, correspondant à

Trouvé	Formule	qui calculée en $^0/_0$ donne
C = 73,3	$C_{23} H_{36} O_4$	C = 73,4
H = 9,2		H = 9,57

L'acide β masticonique obtenu par les agitations avec du carbonate de sodium, 0,0664 gr. de substance donnent 0,1874 gr. CO_2 et 0,0587 gr. H_2O.

Trouvé	Formule	qui calculée en $^0/_0$ donne
C = 76,9	$C_{32} H_{48} O_4$	C = 77,4
H = 9,8		H = 9,7

La *masticorésène* donnant pour 0,1115 gr. de substance 0,3164 gr. CO_2 et 0,1024 gr. H_2O.

Trouvé	Formule	qui calculée en $^0/_0$ donne
C = 77,3	$C_{35} H_{56} O_4$	C = 77,78
H = 10,2		H = 10,37

Formule correspondant à celle que l'auteur de ce livre trouva en analysant le mastic sous la direction de M. le professeur Tschirch (voir *die Harze und die Harzbehälter*, Leipzig, 1906, page 472).

d) *D'essence* obtenue par distillation de la résine aux vapeurs d'eau. possédant le poids spécifique de 0.9801. l'indice de réfraction n d 20° 1.46614 et le pouvoir rotatoire — 22° 35. que nous pouvons considérer comme étant de l'essence de cèdre.

e) *D'asphalte.* que nous fondons avec de la potasse caustique pour obtenir un composé. dont la solution aqueuse additionnée d'acide chlorhydrique dégage de l'hydrogène sulfureux.

f) De sable quartzeux et marneux.

g) De parties végétales. qui. examinées au microscope. proviennent de plantes, appartenant : à la famille des conifères. cèdre ou cyprès : aux dicotylédones *Liquidambar orientalis.* et poivre ou cubèbe.

h) De *natron.* comme le prouve l'alcalinité de l'eau. qui contient des carbonates. des chlorures et sulfates de sodium et de potassium.

i) De *parties minérales* donnant, analysées, les résultats suivants : carbonates. silicates, phosphates. chlorures, nitrates. sulfates de sodium, de calcium. d'aluminium. de magnésium, tout en recelant des traces d'arsenic. de chrome. de fer et de manganèse.

j) De corps résineux ayant subi une oxydation lente. ou de substances résineuses, non déterminées quant à leur analyse chimique. soit :

pour 0,0216 gr. de subst. 0.0716 gr. CO_2 et 0,0414 gr. H_2O :

Trouvé	Formule	qui calculée en % donne
C = 90.3	$C_{30} H_8 O_2$	C = 90.0
H = 2.1		H = 2,0

k) Du *sucre* provenant probablement du *rin de palmier*, réduisant à chaud la solution de Fehling.

Nous trouvons donc que les 40,2 gr. de la résine sus-nommée se décomposent comme suit :

pierres dures	1,30 gr.
pierres grises	1.40 »
copeaux de bois. cèdre ou cyprès	1.20 »
résine de cèdre	1,40 »
objets de parure	0.98 »
natron, sable et parties végétales	13,85 »
résines provenant du mastic. du styrax. du baume d'Alep et de l'asphalte	19.68 »
résines non déterminées	0.69 »
Total	40.20 gr.

Neuchâtel. le 20 juin 1911.

CHAPITRE II

Étude des Résines ayant été utilisées pour l'embaumement d'un jeune Ibis provenant du Musée historique de la ville de Neuchâtel.

M. Jéquier, égyptologue, Privat Docent à l'Université de Neuchâtel, me remit le 10 avril 1911, pour l'analyser, un Ibis momifié, cassé, entouré de ses bandelettes.

Ce travail, très intéressant au point de vue pharmacognostique, l'est également au point de vue zoologique et botanique.

Les os et les parties végétales, contenues dans cet Ibis, devant être identifiés, je me suis adressé pour cela à M. Revilliod, Directeur du Musée zoologique de Bâle, et à M. Jaccard, professeur au Polytechnicum de Zurich.

Je me permets de présenter ici, à tous deux, mes sincères remerciements pour leur diagnostic et leur grande amabilité.

Il n'est malheureusement pas possible de faire les recherches concernant les indices d'acidité et de saponification du mélange resineux utilisé pour la momification, ces corps se trouvant être imprégnés dans les bandelettes.

Chauffée dans l'eau bouillante, cette résine s'y dissout en partie.

I. Parties solubles dans l'eau bouillante.

Ce soluté alcalin renferme des chlorures, des sulfates, des carbonates, des nitrates de potassium, de sodium et de magnésium provenant *du natron*, employé généralement par les Égyptiens pour l'embaumement, afin de dessécher la peau et de raffermir les parties osseuses du corps.

Cette eau, évaporée en partie, puis additionnée d'alcool, précipite un *dépôt mucilagineux* provenant de résines contenant de la gomme, telles l'oliban, la myrrhe et la gomme arabique, etc.

Oxydé par de l'acide nitrique, ce dépôt donne de *l'acide mucilaginique* fondant à 212°.

Examinée au polarimètre, cette eau en fait dévier le champ optique, tout en réduisant à chaud une solution de Fehling. Elle contient environ 1 à 1,5 % *de sucre*, provenant sans doute *d'un vin de palmier*, qui fut additionné aux corps résineux.

II. Parties solubles dans l'éther.

Une partie de cette solution éthérée, évaporée, est analysée qualitativement quant aux caractères spécifiques des différentes résines.

Ces analyses sont négatives, quant à la présence du benjoin, de l'opoponax, de la gomme ammoniaque, du galbanum, de l'ase fétide, de la myrrhe, du baume de Gurjun.

Une parcelle de cette résine, chauffée entre deux verres de montre, développe des vapeurs blanches, âcres, provoquant la toux, déposant de petits cristaux solubles dans l'eau bouillante, *solutés*, qui réduisent une solution de permanganate de potasse, additionnée avec H_2SO_4, tout en dégageant l'odeur d'aldéhyde benzylique, réaction caractéristique au *styrax*.

Ces vapeurs blanches possèdent en outre une odeur térébenthinée.

Les réactions caractéristiques au sandaraque sont dubitatives.

Cette solution éthérée, non fluorescente, acide, est agitée successivement avec des solutions aqueuses de carbonate d'ammonium, de carbonate de sodium, de bisulfite de sodium et de potasse caustique, dont nous étudierons successivement les résultats.

A. Carbonate d'ammonium.

Le précipité, obtenu lors de cette agitation, forme une masse résineuse jaune brunâtre, englobant de petits cristaux solubles dans l'eau bouillante. Ces cristaux réduisent à chaud, une solution aqueuse de permanganate de potasse additionnée d'acide sulfurique, et dégagent l'odeur d'aldéhyde benzylique, cristaux que nous reconnaissons à cette réaction caractéristique, comme étant de *l'acide cinnamique*.

Le résidu insoluble dans l'eau se dissout:

a) En partie dans l'alcool soluté, qui versé dans l'eau acidulée provoque un précipité blanc jaunâtre : ce dernier purifié et soumis à la combustion donne les résultats suivants pour 0.1111 gr. de substance 0,2664 gr. CO_2 et 0,08499 gr. H_2O :

Trouvé	Formule	qui calculée en % donne
C = 63,5	$C_{40} H_{45} O_3$	C = 63,1
H = 8,4		H = 8,7

b) En partie soluble dans l'alcool méthylique qui soumis à la cristallisation ne donne aucun résultat positif.

L'eau jaunâtre de cette agitation abandonne, évaporée, un dépôt : soluble :

1. Dans l'éther qui, soumis à la cristallisation, forme de beaux cristaux blancs quadrangulaires : on obtient à la combustion les résultats suivants :

Trouvé	Formule	qui calculée en % donne
C = 71,0	$C_{24} H_{36} O_5$	C = 71,2
H = 8.70		H = 8,9

2. Soluble dans l'alcool qui, évaporé, abandonne un petit résidu minime de couleur noire brunâtre.

3. Insoluble, formé d'un corps mucilagineux qui, oxydé, donne de l'acide mucilaginique fondant à 212°.

B. Bicarbonate de soude.

Lors des agitations avec du *bicarbonate de sodium*, on obtient un petit précipité blanc, cristallin, en partie soluble dans l'eau bouillante, donnant les réactions caractéristiques de *l'acide cinnamique*, et en partie soluble dans l'alcool méthylique et dans l'alcool éthylique.

Ces solutés soumis à la cristallisation ne donnent pas de résultats satisfaisants : précipités, ils abandonnent de très petits résidus non purifiables.

C. Carbonate de sodium.

Lors des agitations avec une solution aqueuse de *carbonate de sodium*, on obtient un précipité jaune brunâtre, non cristallin, en partie soluble :

1. Dans l'alcool : soluté qui reprécipité donne un précipité blanc jaunâtre : soumis à la combustion, il donne :

Trouvé	Formule	qui calculée en % donne
C = 71,6	$C_{24} H_{36} O_5$	C = 71,6
H = 8,05		H = 8,4

2. En partie soluble dans l'alcool méthylique puis.

3. dans l'éther, ces solutés ne donnent aucun résultat positif quant à la cristallisation et ne peuvent être purifiés.

D. **Les agitations avec des solutions aqueuses de bisulfite de sodium**

donnent après évaporation et acidification par de l'acide sulfurique :

a) Un petit dépôt cristallin, soluble dans l'eau bouillante, l'éther, d'odeur fortement aromatique, se colorant en rouge par l'acide muriatique additionné de phloroglucine. Donc, *vanilline*.

b) La partie, insoluble dans l'eau bouillante, se dissout dans l'éther qui, évaporé, abandonne un petit dépôt jaune brunâtre, d'odeur aromatique rappelant celle du styrol et du copahu.

E. Potasse caustique.

Les agitations, avec des solutions aqueuses de potasse caustique, forment un dépôt minime blanc jaunâtre, en partie soluble dans l'eau bouillante, en partie soluble dans l'alcool, puis en partie soluble dans l'éther que nous saponifions.

F. Solution éthérée saponifiée.

Cette solution éthérée, privée de ses acides, est saponifiée au bain-marie, pendant deux fois vingt-quatre heures avec de la potasse caustique alcoolique, puis précipitée, en versant ce soluté dans de l'eau acidulée. L'eau jaunâtre, évaporée, forme un dépôt jaune brunâtre, en partie soluble dans l'alcool, puis dans l'alcool additionné d'éther, solutés qui, évaporés, déposent une poudre jaune brunâtre, non purifiable.

a) La solution éthérée de la saponification est agitée ensuite avec des solutions aqueuses *de carbonate d'ammonium, de carbonate de sodium* et de *potasse caustique.* Toutes ces agitations fournissent de petits précipités, en partie soluble dans l'alcool méthylique et dans l'éther ; solutés qui, évaporés, laissent des résidus gluants, englobant de petits cristaux blancs, en partie solubles dans l'eau bouillante, cristaux que nous reconnaissons pour être de *l'acide benzoïque* fondant à 120°, et des cristaux blancs insolubles dans l'eau bouillante, fondant à 300°.

Les petits résidus jaunâtres réduisent, en solution alcoolique, le soluté de nitrate d'argent ammoniacal.

b) La solution éthérée, ainsi privée de ses acides, puis évaporée, abandonne un résidu jaunâtre, en grande partie soluble :

1. Dans l'éther de pétrole, ce soluté évaporé abandonne une masse semi-liquide, jaune doré soluble dans le chloroforme.

Ce soluté agité avec de l'acide sulfurique prend, quant à la couche chloroformique, une coloration jaune rougeâtre, quant à la couche acide, une coloration jaune, puis rouge, avec fluorescence verdâtre, réactions caractéristiques au *styrol*.

2. Soluble dans l'alcool méthylique, l'alcool, l'éther, qui, évaporés, abandonnent des résidus insignifiants.

III. Partie soluble dans l'éther de pétrole,
soit huile essentielle.

Cette solution, évaporée, abandonne un liquide qui, ajouté au soluté éthéré obtenu par la distillation aux vapeurs d'eau, constitue une essence rouge brunâtre, d'odeur particulière, désagréable, dont la quantité est trop petite, selon Schimmel, pour en déterminer le poids spécifique et le pouvoir rotatoire.

Au bout d'un certain temps, cette essence dépose encore une masse cristalline qui, purifiée au moyen de la benzine, donne des cristaux incolores, fondant à 96°.

IV. Partie soluble dans l'alcool saponifié.

Les restes des parties végétales contenues dans l'Ibis, insolubles dans l'eau, l'éther, l'éther de pétrole, solubles dans l'alcool, sont saponifiés.

Ce soluté, versé dans de l'eau acidulée, provoque un précipité adhérent, jaune rougeâtre, devenant brunâtre à l'air, en partie soluble dans l'éther, en partie soluble dans l'alcool.

a) La solution éthérée, évaporée, abandonne un résidu en partie soluble dans l'alcool méthylique, dans l'alcool, dans l'éther, solutés qui, soumis à la cristallisation, donnent de petits cristaux blancs, insolubles dans l'eau, solubles dans l'alcool.

Ces solutés réduisent en outre une solution alcaline de nitrate d'argent.

b) La solution alcoolique dépose après évaporation un dépôt non cristallin, jaune brunâtre, non purifiable, en partie soluble dans l'éther et dans l'alcool, solutés qui se précipitent par le perchlorure de fer, par le bichromate de potasse, par l'acétate de plomb.

L'eau de la saponification jaunâtre, évaporée, abandonne un dépôt en partie soluble dans l'alcool méthylique, en partie soluble dans l'éther additionné d'alcool, ce dernier, évaporé, abandonne de petits cristaux jaunâtres non analysables.

V. Parties solubles dans l'eau alcaline.

Les restes de l'Ibis, chauffés avec de l'eau alcaline, donnent un soluté brun noirâtre, qui, évaporé, soumis en partie à la distillation sèche, donne de 80° à 180° un liquide incolore, de 185° à 210° un liquide jaunâtre.

Le distillate passant de 80° à 180° dégage, chauffé avec de l'acide nitrique, l'odeur du nitrobenzol, odeur rappelant celle des amandes amères, preuve du *benzol*.

Le distillate passant de 185° à 210° prend, additionné d'une solution de perchlorure de fer, une coloration violette, et par addition d'ammoniaque et des vapeurs de brôme, une coloration bleue, caractéristique à la présence des *phénols*. Le benzol et les phénols étant toujours contenus dans le *goudron*, nous pouvons conclure à la présence de ce corps.

VI. Parties solubles dans l'eau acidulée.

Si nous chauffons dans de l'eau acidulée, les restes de cet Ibis, ainsi privés des corps résineux, nous obtenons, outre un dégagement d'acide carbonique, un liquide jaunâtre, contenant des sulfates, des carbonates de calcium, de magnésium, de sodium, d'aluminium, et des traces d'arsenic et de fer.

VII. Parties solubles dans le chloroforme puis dans le sulfure de carbone.

Ces solutés évaporés laissent un résidu noirâtre. Celui-ci, fondu avec de la potasse caustique, donne un corps soluble dans l'eau bouillante, dégageant, additionné d'acides, de l'hydrogène sulfureux, preuve de la présence du *soufre* contenu dans *l'asphalte*.

VIII. Parties minérales insolubles.

Elles se composent de sables quartzeux et marneux, et de silicates d'aluminium, de calcium et de potassium.

IX. Parties insolubles et végétales.

Elles sont formées de charbon, de parties de bois et de bandelettes : celles-ci, de couleur jaune grisâtre, sont en fibres de lin, non tissées, mais tressées, juxtaposées et retenues par des épines d'acacia.

Les autres parties végétales étant formées de petits copeaux ligneux, nous les avons adressées, en vue d'études microscopiques et comparatives, à M. Jaccard, Professeur au Polytechnicum de Zurich.

Voici ce qu'il m'écrit :

« Les fragments d'écorce sont absolument insuffisants, pour une détermination exacte, et les ramilles ou rameaux trop petits n'offrent également pas de caractères assez constants.

« Les caractères microscopiques des bois varient en effet d'une façon notable avec l'âge, et ce n'est guère qu'en opérant sur des échantillons de troncs ou de gros rameaux qu'on peut appuyer une détermination précise. »

Mes sincères remerciements à M. le professeur Jaccard pour sa grande amabilité.

X. Une partie insoluble.

Cette partie est formée d'un grain de plomb trouvé à l'intérieur de l'Ibis, grain ayant servi sans doute de projectile lancé avec une sarbacane.

XI. Restes de l'Ibis.

M. le D' Revilliod, directeur du Musée d'Histoire naturelle de Bâle, ayant bien voulu entreprendre l'étude des restes de l'oiseau, m'écrit sous date du 21 août 1911 :

« Voici ce que je puis vous communiquer, quant aux os provenant d'un ibis momifié, que vous m'avez envoyé à l'étude.

« Il y a un torse gauche entier, l'extrémité proximale de l'ulna gauche, quelques phalanges, des débris des humérus, une vertèbre cervicale (des dernières) qui appartiennent toutes à *un jeune ibis*. Mais les griffes, très recourbées, et la petite vertèbre cervicale (une des antérieures) ne peuvent être rapportées à l'ibis, et proviennent probablement d'un *oiseau rapace*.

d'une chouette peut-être, de même que la phalange de l'aile. Le reste n'est pas déterminable : il y a des débris d'os de jeunes oiseaux. »

Puis il ajoute que c'est un fait déjà signalé par M. Gaillard et M. Lortet, dans leurs analyses, que les momies d'Ibis sont toujours très mal conservées et incomplètes, renfermant même souvent des os provenant d'autres espèces d'animaux.

Cet aperçu nous prouve donc que l'Ibis, l'oiseau sacré des Égyptiens, n'était pas embaumé pour lui-même, mais avec d'autres oiseaux. Pourquoi?

Conclusions.

Cette momie me fut, comme je l'ai dit plus haut, remise par M. le professeur Jéquier, de l'Université de Neuchâtel, afin d'analyser les résines utilisées pour l'embaumement de cet oiseau sacré.

Il est compréhensible, que nous n'ayons pu peser la quantité de résine employée à cet effet, ni en prendre les indices d'acidité, de saponification, ainsi que les points de fusion, puisque les bandelettes en avaient absorbé la plus grande partie.

Nous avons obtenu, toutefois, les résultats suivants :

1. *Résines non déterminées.*

Par les agitations, nous trouvons des acides résineux ayant subi, soit une oxydation lente du temps, ou provenant de résines non déterminées actuellement.

Voici les résultats obtenus :

Trouvé	Formules	qui, calculées en %, donnent
$C = 63,61$	$C_9 H_{15} O_3$	$C = 63,1$
$H = 8,5$		$H = 8,7$
$C = 71,0$	$C_{24} H_{36} O_3$	$C = 71,2$
$H = 8,79$		$H = 8,9$
$C = 71,6$	$C_{24} H_{34} O_3$	$C = 71,6$
$H = 8,05$		$H = 8,4$

2. Nous constatons en outre la présence du *natron*, comme le prouve l'analyse chimique des parties solubles dans l'eau, donnant les réactions caractéristiques, des chlorures, des sulfates, des nitrates de potasse, de soude, et de magnésie.

3. Du *vin de palmier*, comme le prouve la présence du sucre, qui réduit une solution aqueuse de Fehling, correspondant, examinée au polarimètre, à 1,1 à 1,5 % de sucre.

4. De la *gomme* ou des résines gommeuses, comme le prouve le dépôt mucilagineux, soluble dans l'eau, précipité par l'alcool qui, oxydé par de l'acide
nitrique, donne un dépôt fondant à 212° comme l'*acide mucilaginique*
(Schleimsäure).

5. Nous obtenons, lors des agitations, avec une solution aqueuse de carbonate d'ammonium, une eau jaunâtre, qui, évaporée, abandonne un résidu
en partie soluble dans l'alcool.

Ce soluté, évaporé, dépose des cristaux que nous soumettons à la combustion :

Trouvé	Formule	qui, calculée en %, donne
$C = 71,0$	$C_{24} H_{36} O_3$	$C = 71,2$
$H = 8,7$		$H = 8,9$

6. Des cristaux que nous obtenons lors de l'agitation avec une solution de
potasse caustique, après saponification, cristaux fondant à 300°.

7. Du *styrax*, comme le prouve la présence de l'*acide cinnamique*, du *styrol*
et de la *vanilline*, corps dont nous avons décelé la présence par leurs
réactions caractéristiques.

8. L'Ibis et ses bandelettes, privés des corps résineux, sont chauffés avec de
l'eau chaude, il s'y dissout un *goudron de bois*, comme le prouve la distillation sèche, donnant entre 80 et 100° du *benzol* qui, nitrifié par de l'acide
nitrique, forme du nitro-benzol, et entre 185 à 210°, du *phénol* qui, additionné d'une solution aqueuse de perchlorure de fer, se colore en violet et
en bleu par addition d'ammoniaque, et des vapeurs de brome, outre l'odeur
caractéristique de l'acide phénique.

D'*asphalte*, comme le prouve la présence du soufre, décelé, en fondant
les parties insolubles dans l'éther, l'alcool, solubles dans le chloroforme
avec de la potasse caustique, corps qui, en solution aqueuse additionnée
d'acide chlorhydrique, dégage des gaz d'hydrogène sulfureux.

10. De sable quartzeux et marneux, outre des pierres ou débris minéraux,
formés de carbonates, de sulfates, de silicates, de calcium, de magnésium,
d'aluminium, contenant, en outre, des traces d'arsenic et de fer : ces deux
derniers corps pouvant provenir de la décomposition des tissus organiques
de l'Ibis.

11. De parties végétales non déterminables.

12. D'un grain de plomb.

13. De débris osseux provenant de l'ibis que M. le professeur Revilliod,
de Bâle, étudia et décrit comme suit. Les os proviennent :

a) D'un torse gauche entier.

b) D'une extrémité proximale de l'ulna gauche.

c) De quelques phalanges.

d) Des débris des humérus.

c) D'une des dernières vertèbres cervicales, os appartenant tous à un jeune ibis.

Il y trouva, en outre, d'autres os provenant probablement d'une chouette et des débris osseux de jeunes oiseaux.

14. Des bandelettes en fibres de lin, juxtaposées par des épines d'une variété d'acacia.

15. De l'huile essentielle, en trop petite quantité pour en déterminer l'origine, formant un liquide rouge brunâtre, d'odeur particulière, désagréable, déposant au bout d'un certain temps des cristaux blancs, incolores, fondant à 96°.

16. Les réactions caractéristiques de la myrrhe, de l'oliban, de l'opoponax, du benjoin, du galbanum, de l'ase fétide, du baume de gurjun, sont toutes négatives. Nous pouvons donc présumer que les corps résineux proviennent soit du *Baume d'Illyrie* soit du *Baume de La Mecque* dont les acides sont très difficiles à isoler, et que les bandelettes ont été collées par de la gomme arabique.

CHAPITRE III

Etude d'une Résine provenant d'un Vase funéraire
de l'ancienne Egypte.

Le 10 février 1910, le Directeur du Musée royal ethnographique de Berlin, M. von Luschan, écrivait à M. le professeur Tschirch, de Berne, pour le prier de bien vouloir continuer les recherches chimiques, quant à la résine funéraire, qu'il lui avait fait parvenir précédemment, regrettant de ne pouvoir lui en envoyer davantage.

Lors d'une visite rendue au mois de mai 1911 à M. le professeur Tschirch, celui-ci me demanda de poursuivre les études chimiques entreprises par un de ses élèves en 1909 et 1910, dont les résultats communiqués à M. von Luschan ne furent pas concluants.

Dores et déjà, je dois déclarer qu'il m'est presque impossible, vu cette petite quantité de matière première, d'obtenir des résultats complètement satisfaisants, raison pour laquelle j'ai dû parfois interrompre mes études chimiques, relatives à plusieurs corps, dont je ne pouvais préciser l'origine.

Cette résine provient d'un vase funéraire, ou Canope, dans lequel les Anciens avaient coutume de conserver les cendres des intestins du défunt, après son embaumement.

Ces vases richement ornés étaient déposés près des sarcophages, contenant les restes momifiés des grands hommes disparus. Cette masse résineuse est formée de morceaux bruns noirâtres, à face externe lisse, et à face interne matte, donnant une poudre brune noirâtre, dont l'odeur rappelle l'asphalte.

Elle se dissout en partie :

a) Dans l'éther, donnant une solution jaune brunâtre, fluorescente en bleu verdâtre avec un petit dépôt blanchâtre.

b) Dans l'alcool, on obtient une solution jaunâtre, fluorescente en bleu verdâtre formant un petit précipité blanc.

c) Dans le chloroforme, elle se dissout en majeure partie, donnant une solution brunâtre avec fluorescence gris verdâtre.

d) On obtient dans le benzol, où elle n'est pas complètement soluble, un soluté brun rougeâtre avec fluorescence verdâtre.

e) Elle n'est qu'en partie soluble dans l'essence de térébenthine où elle forme un soluté jaunâtre avec fluorescence bleu verdâtre.

f) En partie soluble dans l'alcool méthylique, on obtient ainsi un soluté jaunâtre, fluorescent en bleu verdâtre.

g) Le sulfure de carbone la dissout en majeure partie, donnant un soluté rouge brunâtre fluorescent en vert.

h) L'alcool et l'éther, mélangés, la dissolvent en grande partie, donnant des solutés limpides, brunâtres, avec fluorescence bleu verdâtre.

Une solution de cette résine dans du sulfure de carbone, versée sur de l'acide sulfurique contenant quelques traces d'acide nitrique, provoque la formation d'un anneau rougeâtre, tout en colorant ensuite la couche acide en rouge violacé, réaction caractéristique au *baume de Gurjun*.

Une petite parcelle de cette résine, chauffée dans un tube à réactif, dégage des vapeurs jaunes blanchâtres très irritantes, déposant sur les parois du récipient de petits cristaux jaunâtres, insolubles dans l'eau bouillante, ne donnant pas les réactions caractéristiques de l'acide cinnamique, preuve que le styrax ne fut pas utilisé dans la composition de cette résine.

Celle-ci colore, en s'y dissolvant, l'acide sulfurique en rouge brunâtre ; à chaud, elle dégage des gaz d'acide sulfureux, qui nous permettent de présumer l'asphalte, ainsi que la présence de sulfites décelés en fondant cette résine avec de la potasse caustique, composition qui, désassociée par un acide provoque un dégagement d'hydrogène sulfureux.

Quant aux réactions caractéristiques de la myrrhe, du benjoin, du sandaraque, de la térébenthine, etc., elles sont toutes négatives.

Ses solutions alcooliques, aqueuses et éthérées étant alcalines, nous ne pouvons prendre l'indice d'acidité et de saponification de cette résine, et nous l'extrayons premièrement avec de l'eau.

I. Partie soluble dans l'eau.

Cette résine, chauffée avec de l'eau, donne un liquide alcalin, presque incolore, qui additionné d'acide chlorhydrique, dégage des gaz d'acide carbonique, provenant de carbonates : elle contient en outre des chlorures, des sulfates de sodium et de magnésium. La peau des doigts, humectée par cette eau se tanne tout en devenant noirâtre.

De ces quelques résultats, nous concluons à la présence du *natron*.

Ces différents corps ont été décelés selon les méthodes chimiques usitées en pareil cas.

Cette eau, réduisant une solution de Fehling, contient, examinée au polarimètre, environ **1,2 %** *de sucre*, provenant, soit *d'un vin de palmier* très usité chez les Anciens, soit d'une composition contenant un corps sucré.

II. Partie soluble dans l'éther.

Cette solution rouge brunâtre, fluorescente en bleu verdâtre, additionnée de la solution éthérée obtenue après saponification, est agitée.

1. Avec une solution aqueuse de *carbonate d'ammonium*. On obtient ainsi un petit précipité jaune brunâtre, adhérent au filtre, que nous essayons de faire cristalliser dans divers véhicules, sans obtenir de résultats positifs.

Nous redissolvons ce précipité dans de l'alcool, soluté, qui, versé dans de l'eau acidulée, provoque un précipité jaune brunâtre, trop petit pour être analysé.

L'eau dans laquelle nous avons précipité ce soluté alcoolique, étant jaunâtre, est évaporée. Nous obtenons après neutralisation :

a) Un dépôt soluble dans l'éther qui, soumis à la cristallisation, dépose de beaux cristaux blancs quadrangulaires. Soumis à la combustion, ils ne donnent aucun résultat satisfaisant, contenant trop de matières inorganiques, car 0,1795 gr. de substance ne donnent que 0,0048 gr. CO^2 et 0,0063 gr. H_2O.

b) Un résidu en partie soluble dans l'alcool méthylique, l'alcool, le chloroforme, solutés qui, évaporés, abandonnent des dépôts bruns rougeâtres très minimes, d'odeur spéciale aromatique.

2. Cet éther agité avec une solution aqueuse de *carbonate de sodium* donne un précipité jaune brunâtre, petit, adhérent au filtre. On obtient, en dissolvant ce dépôt dans de l'alcool et en le soumettant à la cristallisation, un résidu jaune brunâtre, englobant de petits cristaux insolubles dans l'eau bouillante que l'on ne peut séparer.

3. En agitant l'éther, ainsi privé de ses acides se combinant au carbonate d'ammonium et au carbonate de sodium, avec une solution aqueuse de *bisulfite de sodium*, nous n'obtenons pas de combinaisons caractérisant les aldéhydes.

4. L'éther est ensuite agité avec une solution aqueuse de *potasse caustique*. La couche aqueuse, versée dans l'eau acidulée, donne un précipité minime adhérent au filtre, que l'on ne peut purifier.

La solution éthérée, ainsi privée de ses acides, est filtrée, évaporée.

puis reprise par de l'alcool, solution qui, versée dans de l'eau acidulée, forme un précipité jaune brunâtre adhérent au filtre, en partie soluble.

a) Dans l'alcool. Cette solution, évaporée, laisse un résidu rougeâtre, graisseux, très adhérent aux parois du récipient. Dissous à plusieurs reprises dans de l'alcool méthylique, puis précipité, il donne, après purification, un dépôt jaunâtre très minime.

b) En partie soluble dans l'alcool méthylique, qui évaporé, abandonne une masse graisseuse, rougeâtre, d'odeur aromatique spéciale, et qui, en solution, ne se précipite pas lorsqu'on la verse dans de l'eau acidulée.

Soumise à la distillation sèche, elle dégage, entre 60° et 70°, des vapeurs blanches jaunâtres, d'odeur rappelant le baume de copahu africain, ou d'Illurie. De 74° à 82,5°, un liquide incolore, d'odeur particulière, rappelant celle du benzol et de l'alcool méthylique. De 83° à 92°, un liquide jaunâtre. De 95° à 120°, des vapeurs jaunâtres d'odeur bitumineuse et analogues à celles du sucre brûlé.

Cette masse, soluble dans l'eau, donne un soluté réduisant la solution de Fehling, preuve de la présence du *sucre* déjà mentionné.

III. Partie insoluble dans l'eau, l'éther, soluble dans l'éther de pétrole.

Ce soluté évaporé, additionné à la partie obtenue par la distillation aux vapeurs d'eau, abandonne une essence jaune brunâtre, d'odeur aromatique. Celle-ci, diluée dans de l'alcool, l'éther, etc., donne des solutions fortement fluorescentes. Son poids spécifique est :

$$\delta \frac{30}{15} = 1,0269$$

Cette essence, abandonnée à l'air, dépose des cristaux blancs, fondant à 130°, comme ceux obtenus dans l'essence du *baume de Gurjun*, qui possède toutes les caractéristiques de cette essence, et un poids spécifique de 0,912 gr.

IV. Partie insoluble dans l'eau, l'éther et l'éther de pétrole, soluble dans l'alcool.

La partie de cette résine, insoluble dans l'eau, l'éther et l'éther de pétrole, soluble dans l'alcool, forme une solution rouge brunâtre, fluorescente, qui, versée dans de l'eau acidulée, y provoque un précipité jaune brunâtre, adhérent au filtre.

Ce précipité se dissout :

a) En partie dans l'alcool, solution qui, versée dans de l'eau acidulée, provoque un précipité jaune brunâtre, un peu adhérent au filtre.

Ce précipité, purifié et soumis à la combustion, donne, pour 0,4472 gr. de substance, 0,333 CO_2 et 0,440 H_2O, correspondant à :

Trouvé	Formule	qui calculée en $\%$ donne
$C = 77,42$	$C_{17} H_{28} O_2$	$C = 77,27$
$H = 10,43$		$H = 10,64$

Formule correspondant à celle que M. le professeur Tschirch, de Berne, trouva dans le baume de Gurjun pour la *gurjorésène* [1].

b) En partie soluble dans l'éther, le chloroforme, le benzol, solutés qui, évaporés, abandonnent des résidus noirâtres.

Ceux-ci, fondus avec de la potasse caustique, se dissolvent en partie dans l'eau, les solutions acidifiées dégagent des gaz d'hydrogène sulfureux, *asphalte*.

L'eau jaunâtre est évaporée après neutralisation. Son résidu, soluble dans l'alcool méthylique, soumis à la cristallisation, dépose des cristaux qui, soumis à la combustion, donnent :

pour 0,038 gr. de substance 0,0228 gr. CO_2 et 0,03 gr. H_2O :

Trouvé	Formule	qui, calculée en $\%$ donne
$C = 16,4$	$C_3 H_{19} O_{10}$	$C = 16,7$
$H = 8,6$		$H = 8,83$

Formule non déterminée.

V. La partie insoluble dans l'eau, l'éther, l'éther de pétrole et l'alcool, est saponifiée.

Cette partie, saponifiée par de la potasse caustique, alcoolique, pendant deux fois vingt-quatre heures, donne une solution, qui, versée dans de l'eau acidulée, provoque un précipité rouge brunâtre, soluble :

1. Dans l'éther, soluté qui est additionné à la partie de la résine soluble dans l'éther.

2. Dans l'alcool, soluté que nous ajoutons à la partie de la résine soluble dans l'alcool.

3. Dans le chloroforme et le sulfure de carbone, qui, évaporés, laissent des résidus d'asphalte.

[1] Tschirch. *Die Harze und die Harzbehälter*, f° 497.

L'eau jaune brunâtre, évaporée, dégage des gaz d'acide acétique. Soumise à la distillation sèche, on obtient :

a) Entre 75° et 170°, un distillate incolore, d'odeur d'acide acétique, d'alcool méthylique et de benzol. Ce dernier, nitrifié, donne du nitro-benzol, reconnaissable à son odeur, analogue à celle des amandes amères. Donc *Benzol*.

b) Entre 170° et 200°, un distillate incolore, d'odeur phéniquée, se colorant en violet par le perchlorure de fer, réaction correspondant à celle que donne l'acide carbolique. Donc *Phénol*.

Ces résultats sont concluants quant à la présence du *goudron*, dont l'eau possède l'odeur caractéristique.

VI. La partie insoluble dans l'eau, l'éther, l'éther de pétrole, l'alcool, partie non saponifiable, se dissolvant dans le chloroforme.

Cette solution brun noirâtre, ne pouvant cristalliser, évaporée, abandonne un résidu pesant 0,715 gr. Il dégage, chauffée avec de l'acide sulfurique, des vapeurs d'acide sulfureux.

Elle est formée *d'asphalte ou bitume de Judée*.

Car, fondue avec de la potasse caustique, elle donne, dissoute dans l'eau, un soluté qui, additionné d'acide chlorhydrique, dégage des gaz d'hydrogène sulfureux, précipitant en solution acide les sels d'argent.

Ces sulfites proviennent du soufre caractéristique *à l'asphalte*.

VII. Partie insoluble dans l'eau, l'éther, l'éther de pétrole, l'alcool, non |saponifiable, insoluble dans le chloroforme, soluble dans le sulfure de carbone et le benzol.

Cette solution noirâtre, évaporée, abandonne un résidu non cristallin, noirâtre écailleux, pesant 1.934 gr. Chauffé avec de l'acide sulfurique, il dégage des gaz d'acide sulfureux.

Cette partie doit être considérée comme de *l'asphalte*.

Car, fondue avec de la potasse caustique, elle forme un composé qui, dissous dans de l'eau, dégage, par addition d'acide chlorhydrique, des gaz d'hydrogène sulfureux provenant du soufre.

VIII. Partie insoluble dans l'eau, l'éther, l'éther de pétrole, l'alcool, le chloroforme, le sulfure de carbone, non saponifiable, soluble dans de l'eau acidulée d'acide nitrique et chlorhydrique.

Ce soluté est formé de carbonates, de sulfates de calcium, de magnésium, d'aluminium, et contient du mangane, du chrome, du fer, et des traces d'arsenic, provenant probablement de la décomposition des viscères ou des corps minéraux.

IX. Parties tout à fait insolubles.

Celles-ci, versées dans un grand récipient rempli d'eau, ne surnagent pas sur ce liquide, mais tombent au fond du vase. Examinées au microscope, elles ne permettent de déceler, outre le charbon, aucun corps végétal.

Chauffées au chalumeau, elles brûlent sans abandonner de matières anorganiques

Ces parties insolubles, pesant 7.93 gr., sont donc du *charbon* provenant de la combustion lente des viscères ou des bois aromatiques.

Conclusions.

Cette résine ne pesait que 15 gr. ; elle se composait :

1. De *natron*, formé de carbonates, de chlorures, de sulfates de sodium et de magnésium.

2. D'*asphalte*, dont nous avons prouvé la présence en fondant ce corps avec de la potasse caustique, donnant une masse en partie soluble dans l'eau bouillante.

Ce soluté dégage, additionné d'acide chlorhydrique, de l'hydrogène sulfureux, provenant du soufre contenu dans l'asphalte et qui réduit les composés d'argent en solutions acides.

3. De *charbon*, provenant des restes des viscères et de bois calcinés.

4. D'un *vin très sucré*, vin de palmier : le *sucre* contenu dans la partie aqueuse réduisant la solution Fehling, tout en faisant dévier le champ optique du polarimètre : sa contenance en sucre est de 1.5 %.

5. De *goudron*, comme le prouve la présence de l'acide acétique, de l'alcool méthylique, du benzol et des phénols, goudron pouvant provenir de la combustion lente des bois odoriférants ayant été mélangés aux viscères.

6. Pas de parties végétales.

7. De *corps anorganiques*, solubles dans l'eau acidulée, formés de sulfates, de carbonates, de calcium, de magnésium, d'aluminium, contenant des traces d'arsenic, de mangane et de fer, pouvant provenir de la décomposition des viscères.

8. D'une résine ou *baume de Gurjun*, comme le prouvent :

a) L'essence jaune brunâtre du poids spécifique, $\delta\ \frac{30}{15} = 1.0269$.

b) Les petits cristaux blancs de l'essence fondant à 130°.

c) La fluorescence caractéristique en vert de l'essence étendue.

d) La *résène* qui, soumise à la combustion, donne :

Trouvé	Formule	qui, calculée en %, donne
$C = 77.4$	$C_{17}\,H_{28}\,O_2$	$C = 77.27$
$H = 10.43$		$H = 10.61$

Formule correspondant à la *gurjorésène*. [1]

9. De corps provenant d'une oxydation lente des parties résineuses.

Trouvé	Formule	qui, calculée en %, donne
$C = 46.4$	$C_3\,H_{19}\,O_{10}$	$C = 46.7$
$H = 8.6$		$H = 8.83$

10. Il faut exclure la présence des résines suivantes, dont aucune des réactions chimiques ne furent affirmatives : la myrrhe, le styrax, le benjoin, le sandaraque, le mastic, l'oliban, la térébenthine, etc., etc.

11. Il se peut que le baume d'Illurie ou copahu africain, de même que le baume de La Mecque et le baume à cochon aient été mélangés à cette résine. Nous ne pouvons le certifier, leurs acides étant très difficiles à purifier.

Sur 15 gr. de substance, il y avait donc :

charbon	7,93 gr.
asphalte soluble dans le sulfure de carbone	1,93 »
natron, formé de carbonates, chlorures, sulfates de sodium, de magnésium, de potassium	1,05 »
asphalte, soluble dans le chloroforme	0,71 »
parties résineuses, goudron	2,06 »
essences	1,32 »
Total	15,00 gr.

[1] Voir Tschirch, *Die Harze und die Harzbehälter*, f° 497.

TROISIÈME PARTIE

Etude des résines de deux sarcophages ayant renfermé les corps embaumés de deux prêtres carthaginois.

INTRODUCTION

A. Quelques données sur Carthage.

Le révérend Père Delattre [1], des Moines Blancs, écrivait dans une de ses nombreuses études [2] : Il y a un quart de siècle, le touriste visitant Carthage était, tout à la fois, surpris et désappointé à la vue du peu de vestiges qui subsistaient encore de l'antique rivale de Rome : les ruines elles-mêmes semblaient avoir disparu. C'est la raison pour laquelle le cardinal Lavigerie, dont le nom restera à jamais lié à l'histoire de ces fouilles, ayant obtenu en 1875, du Saint-Siège et du Gouvernement français, la garde du sanctuaire de Saint-Louis, jugea avec raison que, sur les ruines d'une ville telle que Carthage, ayant joué un rôle aussi prépondérant dans l'histoire, il devait voir se réaliser ce que le commandant Rossi avait fait pour la Rome des catacombes.

Son espoir ne fut pas déçu : les fouilles entreprises confirmèrent en tous points ses prévisions. Elles ne prirent pourtant une extension considérable que plusieurs années après, sous la direction de l'infatigable Père Delattre.

C'est alors que furent mis à découvert, non seulement l'amphithéâtre, les arènes, les sépultures chrétiennes de la colline de Koudiat-Tsalli (colline de la prière) les cimetières romains, sis près de la villa de Scorpianus, les cimetières des Officiales, près du puits Bir-el-Djebbana (le puits des cimetières), la nécropole juive de Gamart, mais aussi les nécropoles puniques de Byrsa de *Doïmès*. Cette dernière nous intéresse spécialement, puisque c'est là que furent découverts les grands sarcophages anthropoïdes, dont nous allons étudier les résines utilisées pour l'embaumement des momies des personnages illustres carthaginois.

[1] Membre correspondant de l'Institut de France.
[2] *Un Pèlerinage aux ruines de Carthage*. Lyon, 1906.

Tous ces cimetières intéressent également le savant et le profane : les martyrs Scillitains ayant été probablement ensevelis dans le cimetière de Koudiat-Tsalli, et ceux des sept moines de Gafsa martyrisés en 482 à Carthage, près de Bigua.

La nécropole des Romains, formée de cimetières superposés, retient particulièrement le touriste, tandis que les sépultures des Officiales offrent une disposition fort curieuse ; elles communiquent avec l'extérieur par des tuyaux à libation, utilisés par les Anciens pour arroser, par des liquides préparés à cet effet, les os de leurs morts, et leur envoyer en outre des missives écrites sur de minces lamelles de plomb : missives adressées parfois aux puissances infernales, pour les prier de jeter un mauvais sort sur leurs concurrents. En voici un exemple :

« Démon, lie, enchaîne bien Maurussus, qu'a mis au monde Félicité. Enlève-lui le sommeil, qu'il ne puisse dormir, Maurussus, qu'a mis au monde Félicité, etc. »

La nécropole juive de Gamart[1], remontant au temps de la splendeur et de la décadence de Carthage, est sise dans la partie de la montagne qui porte le nom de Djebel-Khaoui, ou montagne creuse. Elle doit aussi être visitée, ses sépultures étant souterraines.

Signalée pour la première fois par MM. Davis, Beulé et d'Hérisson, elle fut, pendant de nombreuses années, considérée à tort comme un cimetière carthaginois. Les raisons qui ont pu permettre aux savants d'admettre cette conclusion erronée, se rapportaient aux trous ronds, creusés dans le roc, donnant à ces sépultures un caractère punique.

Situé de façon que, de la ville, on ne pût apercevoir aucun tombeau, ce cimetière contient des chambres mortuaires, creusées sur le revers des collines, du côté qui regarde Utique, le lac de Soukara, ou la pleine mer. Ces chambres étaient fermées par une pierre sans inscription, comme celle du tombeau de Lazare : par contre, des inscriptions tracées à la pointe ou peintes en rouge, au-dessus des niches, portent pour beaucoup, outre le nom du défunt, la traditionnelle formule, *Luci in pace*, formule caractéristique à la mode juive. Ces inscriptions sont accompagnées, pour la plupart, d'un chandelier à sept branches, identique à celui du temple de Jérusalem.

Chaque hypogée, de forme un peu pyramidale, contient généralement 15 à 17 niches, pour la plupart non revêtues d'un enduit. Chaque niche est de forme rectangulaire, à parois opposées parallèles non arrondies, à l'exception de celle du fond, d'une largeur de 42 à 50 centimètres.

L'hypogée offre parfois une forme particulière, différente des autres par sa distribution et sa dimension, de même que par quelque distribution intérieure des niches.

[1] Voir *Gamart ou la nécropole juive de Carthage*, par le R. P. Delattre, Lyon, 1905.

Tout est conforme, dans ces hypogées, à ce que la Bible nous enseigne quant à la sépulture des Israélites : il n'existe rien de commun avec les tombeaux puniques découverts par milliers, sur les collines entourant immédiatement la ville de Carthage, et qui ne contiennent jamais, comme les sépultures juives, de four à cercueil, mais un mobilier riche et parfois des sarcophages.

On ne trouve en outre, dans ces caveaux, ni arcosolia ou banquette, ni lampe ou autres objets devant être utilisés par le mort, suivant les croyances carthaginoises.

Ces chambres funéraires communiquent avec l'extérieur par des soupiraux ronds creusés dans le roc, servant à recueillir l'eau du ciel et à être utilisés par les âmes des défunts, âmes, voltigeant suivant les croyances israélites au-dessus de leurs sépultures.

Cette croyance subsiste encore de nos jours, chez les Juifs d'Orient, comme on peut s'en rendre compte en visitant leurs cimetières.

Se basant sur toutes ces données, et sur la comparaison qu'il fit, lors de son voyage en Terre Sainte, de la nécropole de Gamart avec celles de Jérusalem, le Père Delattre conclut que cette nécropole n'est pas punique mais juive.

Cette nécropole de Gamart peut, selon l'Histoire, remonter aux deux grandes émigrations juives qui eurent lieu soit en l'an 588 avant Jésus-Christ, et suivit la prise de Jérusalem par Nabuchodonosor, soit à celle de 332 avant Jésus-Christ qui suivit la fondation d'Alexandrie par Alexandre-le Grand. A ces deux époques différentes, les Juifs s'établirent en Égypte, et il est plus que probable qu'un grand nombre d'entre eux se fixèrent à Carthage et dans les principaux ports de la Méditerranée.

La découverte de la nécropole punique, située près de Sainte-Monique, ne remonte pas avant l'année 1898. Les flancs de la colline sur laquelle elle est assise ont été creusés par des centaines de puits verticaux, sortes de cheminées atteignant jusqu'à 27 m. de profondeur, de formes rectangulaires, donnant accès à une ou plusieurs chambres. Époque où l'on y découvrit deux petits coffrets en pierre, sur le couvercle desquels était gravée l'image du mort, dont il renfermait les os calcinés et brisés, résidu de la crémation.

Les rangées de ces puits suivent à peu près les pentes de la colline, de sorte que l'ouverture de chaque cheminée est presque perpendiculaire à l'arête correspondante du plateau supérieur, tandis que son sommet est dépourvu de sépultures.

Il est naturel qu'après plus de vingt siècles écoulés, l'orifice de ces cheminées ait été recouvert d'une couche plus ou moins épaisse de terre, variant de 0. 10 à 1.00 m., ce qui explique les difficultés éprouvées pour les découvrir et les explorer, les monuments supérieurs ayant tous disparu.

Quant à la disposition de ces puits, il suffit, dit le Père Delattre, d'avoir visité un cimetière arabe pour s'en faire une idée : il faut se figurer sous chaque tombe. espacée de trois ou quatre mètres de celle qui suit. un puits à orifice rectangulaire, s'enfonçant verticalement dans le sol et communiquant à environ 13 m. de profondeur avec une chambre funéraire. toujours creusée dans le roc. mesurant 2. 95 m. de hauteur sur 1. 90 m. de largeur et 2, 25 m. de longueur.

C'est en poursuivant les fouilles à travers de nombreuses sépultures de *rabs*, de prêtres et de prêtresses. que le Père Delattre découvrit. le 4 novem-

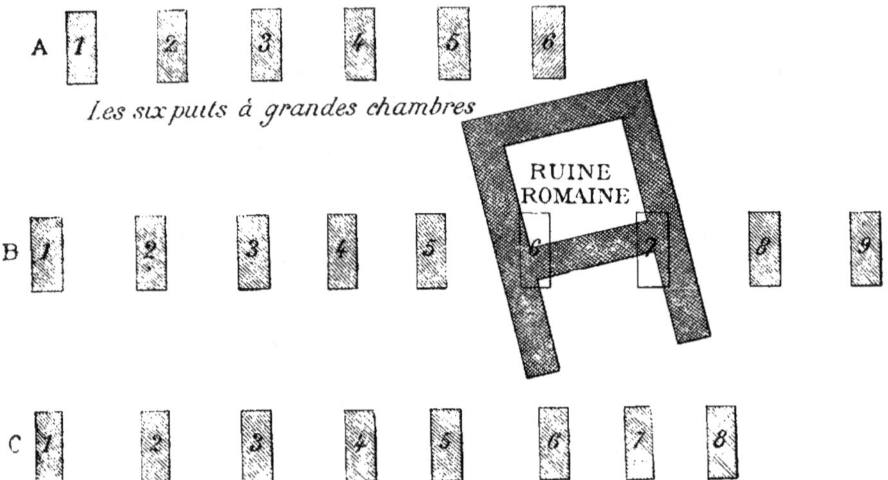

Plan d'une partie de la nécropole punique. voisine de la colline de Ste-Monique, à Carthage.
Puits A 2. sarcophage. dame carthaginoise. — Puits B 2. deux sarcophages. prêtre et prêtresse. — Puits B 4. sarcophage. — Puits C 4. sarcophage. prêtre.

bre 1902, le grand sarcophage anthropoïde dont il fit la description à l'Académie des Inscriptions et Belles-Lettres (voir les comptes-rendus 1902).

Cette découverte suivie de plusieurs autres. permit aux savants de comprendre certains vers de Pline. dans son *Pœnulus*. où il fait paraître le Carthaginois Hannon si légèrement vêtu que l'acteur Milphio s'écrie :

Nunnam it a balneis ?

puis le voyant suivi d'esclaves dont les oreilles sont garnies d'anneaux, Milphio ajoute : « On dirait qu'ils n'ont pas de doigts aux mains puisqu'ils portent leurs anneaux aux oreilles ».

At que ut opinor, digitos in manibus non habent
Quidjam ! quia incedunt cum anulatis auribus.

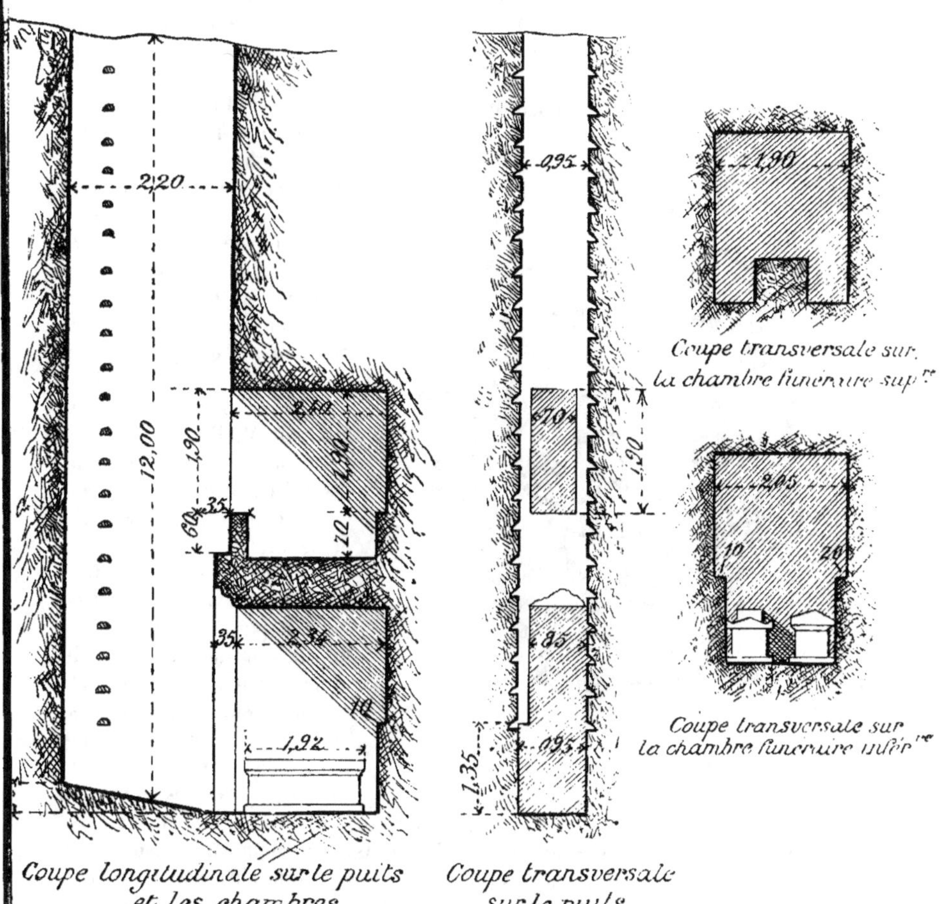

Coupe longitudinale sur le puits
et les chambres

Coupe transversale
sur le puits

Coupe transversale sur
la chambre funéraire sup[re]

Coupe transversale sur
la chambre funéraire inf[re]

Puits funéraire où le R. P. Delattre découvrit les sarcophages
du prêtre et de la prêtresse.

Comme les Hébreux, les Carthaginois portaient aux doigts des bagues et au nez un nezem ou anneau d'or ou d'argent, pendentif, que l'on supposa pendant de nombreuses années être un attribut réservé aux femmes.

Les prêtres portaient au doigt annulaire de la main gauche un anneau sigillaire, insigne de leur sacerdoce.

L'habillement du Carthaginois était simple, formé d'une longue tunique tombant de l'épaule gauche, jusqu'au milieu du corps, et d'une toge terminée par une frange, mais on ne découvre nulle part qu'ils portassent une ceinture. Les femmes avaient leur chevelure enfermée dans le klaft : elles portaient une longue tunique, relevée sous les seins par une ceinture dorée, retenant symétriquement les plis à gauche et à droite : costume à peu près identique, dit M. Héron de Villefosse, à celui que portaient les reines d'Égypte, analogue à ceux des déesses Isis et Néphtis. [1]

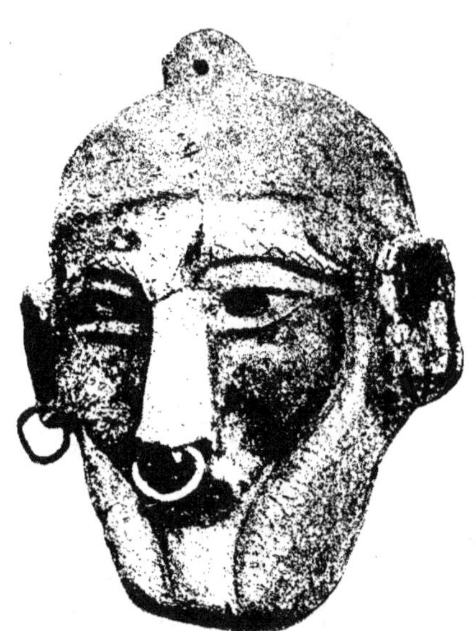

Masque punique.
Tête d'homme, le nez orné du nézem.

Les nécropoles contenaient en outre des vases funéraires ou canopes à double oreillon, des petites lampes et de temps en temps des hachettes en bronze, des miroirs, des colliers ou des fragments de ceux-ci, des épingles d'ivoire, des cymbales gréco-puniques peintes, des lamelles d'argent provenant d'un bracelet, des pendants d'oreilles, des amulettes, des œufs d'autruche, des rasoirs, des poids carthaginois de forme pyramidale, à bases tronquées, soit en pierre, soit en os, soit en plomb, etc., puis des unguentaria, des hameçons, des poteries, des monnaies en argent et en plomb, mais jamais en or, des coupes, des vases brûle-parfums, des disques en terre cuite, des têtes carthaginoises en pâte de faïence, et outre les nézems, des bagues dont

---

[1] *Les grands sarcophages anthropoïdes du Musée Lavigerie à Carthage,* par le R. P. Delattre, Paris, et *La nécropole punique de Douïmes,* du même auteur.

plusieurs portent des caractères hiéroglyphiques. Ces derniers, comme M. Maspéro le communique au Père Delattre, signifient : « Ra est l'ichneumon », véritable allusion au culte de l'ichneumon et à son identification avec Ra, pour lequel les Égyptiens avaient une grande vénération. Sur d'autres, on voit une oudja ou œil d'Osiris, que M. Maspéro interprète ainsi : « La déesse Sokhit, couronnée du disque, le sceptre à la main : son nom est écrit devant elle ». Par devant le nom de bannière : Horou àa Hiti, l'Horus magnanime du Pharaon Psammétique de la XXVIme dynastie, roi qui régna de 674 à 656 avant Christ sur la partie nord-ouest de l'Égypte, à l'occident du Delta.

Il régna seul, après avoir chassé ses collègues avec lesquels il s'était partagé le gouvernement de l'Égypte à la mort du Pharaon Séthos, et construisit à Memphis des temples en l'honneur du bœuf Apis, et du dieu Phtah.

Un scarabée représente le Menchéris de Manéthon, constructeur de la troisième des grandes pyramides de Gizeh, avec une inscription concernant l'Horus doré, l'Horus victorieux et une autre, la déesse Sokhit à la tête de lion.

Plusieurs autres inscriptions sont écrites en hiéroglyphes, celles en l'honneur d'Osiris Onkhit, du bon messager Phtah, protégeant la terre, du dieu à tête d'épervier, Har-Khobi, d'Horus, du dieu soleil Rà.

L'entrée des nécropoles se trouve toujours au Sud-Est, à l'exception de quelques-unes qui regardent la mer. Le sol de ces chambres funéraires est généralement recouvert de sable, de terre, parfois de dalles, les parois ornées de stuc blanc et d'hiéroglyphes.

Une de ces inscriptions, traduite par M. Philippe Berger, montre encore mieux l'influence égyptienne : elle signifie : « A Astarté Pygmalion Iadamelek, fils de Padaï Pygmalion, délivre qui lui plait », preuve que le Pygmalion égyptien était aussi honoré dans le Panthéon carthaginois ainsi que les dieux Bès et Phtah, divinités égyptiennes, gravées sur une amulette surmontée d'un scarabée, et représentées à demi-accroupies, les deux pieds reposant sur la tête de deux crocodiles.

Le Père Delattre, après examen des nombreux objets découverts dans ces tombeaux, vases cinéraires, parures, etc., conclut que ces nécropoles doivent remonter au VIme siècle avant notre ère et appartenir à peu près à l'époque des règnes de Merodach-Baladan, de Sennachérib, d'Assar Hadon, d'Assurbanipal, contemporains de Nabuchodonosor, roi dont la puissance se fit sentir jusqu'à Carthage, car les chefs lybiens tremblant, à la nouvelle de ses cruelles conquêtes, envoyèrent à Holopherne, son général, des ambassadeurs pour négocier la paix et prévenir les desseins de l'envahisseur.

Nous constatons à Carthage l'influence égyptienne prédominante, en comparant les coutumes de ce pays relatives à l'embaumement avec les données du Père Delattre.

Mêmes dieux, mêmes sarcophages fermés par un couvercle sculpté, pour que l'âme pût visiter son double, mêmes coutumes en ce qui concerne la construction des chambres funéraires, mêmes superstitions quant à la vie future. Sans cela les Carthaginois n'eussent pas embaumé les corps de leurs prêtres et prêtresses, ni conservé après leur combustion leurs viscères dans des canopes.

Rien d'étonnant, à ce qu'un jour le Père Delattre ne parvienne à découvrir des nécropoles contenant des momies d'hommes illustres, et à ce que les analyses chimiques des masses résineuses ayant servi à l'embaumement, démontrent que les méthodes employées étaient identiques sur beaucoup de points avec celles utilisées par les Égyptiens.

B. Description des sarcophages ayant contenu les résines à analyser.

Le révérend Père Delattre m'ayant fait parvenir en 1904, par l'entremise de M. le professeur Tschirch, une masse résineuse contenue dans un sarcophage carthaginois, je l'analysai, *quant à la présence du mastic*[1]. Désirant continuer ces études chimiques sous d'autres points de vue, je repris ce travail.

Le récit de la découverte de ce sarcophage par le Père Delattre, ayant paru dans les *Comptes-rendus de l'Académie des Inscriptions et Belles-Lettres* en 1903, nous nous bornerons à en donner ici un court résumé.

« Le 9 août 1901, après bien des mois de travail, nous eûmes la joie, dit ce savant, de découvrir dans une des chambres funéraires un sarcophage en marbre blanc, dont le couvercle et les côtés étaient ornés de sculptures et de dessins » (voir Fig. ci-contre).

Ce sarcophage mesurait extérieurement 2,40 m. de long sur 60 cm. de large et 55 cm. de haut, tandis qu'intérieurement, il avait une longueur de 1,85 m. sur une largeur de 43 cm., la hauteur intérieure ne pouvant être prise à cause de la résine qu'il contenait.

Nous eûmes, dit-il, la surprise de voir le sarcophage rempli de résine. A une de ses extrémités, celle-ci dépassait même les bords de la cuve. Du côté des pieds, la masse avait subi une sorte d'affaissement. Elle offrait l'aspect d'une matière sirupeuse figée en état d'ébullition ou de fermentation, produite sans doute, par la décomposition du cadavre. Des ampoules formées

[1] Voir chapitre II de notre introduction.

sous l'influence des gaz étaient demeurées intactes et se brisaient à la moindre pression. Cette matière, de couleur brunâtre comme de la gomme laque, présente à la cassure des stries blanchâtres.

Les ouvriers la comparaient, comme ressemblance extérieure, à certaines pâtes que les Arabes de Tunis vendent sous le nom de *douceurs turques*.

Au-dessus de la tête et de la poitrine, la résine semble s'être conservée dans son état naturel. Elle est compacte et de couleur verdâtre.

Nous avons désigné cette résine dans le cours de nos travaux sous le nom de *résine carthaginoise I*, afin de ne pas la confondre avec une autre résine que nous dénommons, *résine carthaginoise II*, provenant aussi d'un

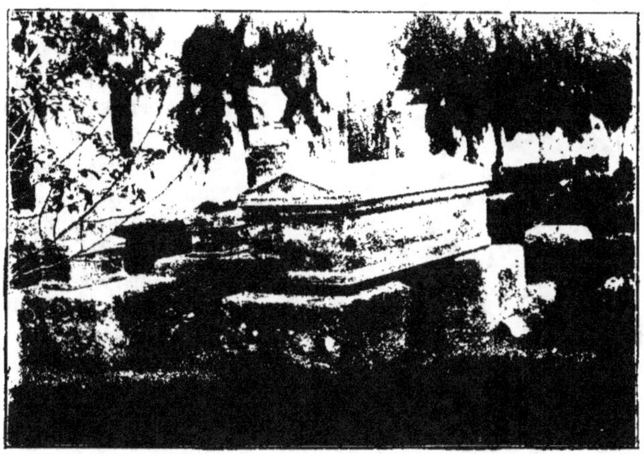

Sarcophage.

sarcophage contenant la momie d'un autre prêtre, découvert le 26 novembre 1903. (Voir *Comptes-rendus des séances de l'Académie des Inscriptions et Belles-Lettres*, Année 1903, fol. 23.)

Voici comment le Père Delattre s'exprime à l'occasion de cette deuxième découverte à laquelle il ne s'attendait pas :

« Le 26, dans la matinée, après la célébration du service divin pour l'anniversaire de la mort du cardinal Lavigerie, je me faisais descendre au fond du puits, et je pénétrais dans la chambre qu'on avait eu le temps de déblayer complètement de la terre qui la remplissait. Cette chambre communiquait avec l'extérieur par une cheminée horizontale de 2,20 m. de long sur 95 cm. de large. On y avait d'abord découvert quatre squelettes dans de gros cercueils de bois, avec les poteries et l'ensemble ordinaire des mobiliers funéraires.

En entrant dans cette grande et belle chambre, mesurant 2,34 m. de long et 2,05 m. de large, quelle ne fut pas ma surprise de voir, non seulement un sarcophage anthropoïde, mais d'en reconnaître deux. A gauche se trouvait un prêtre gisant la main droite levée, la cassette dans la main gauche. La tête barbue, avec les cheveux disposés en mèches, est ceinte d'un cercle ou d'un bandeau.

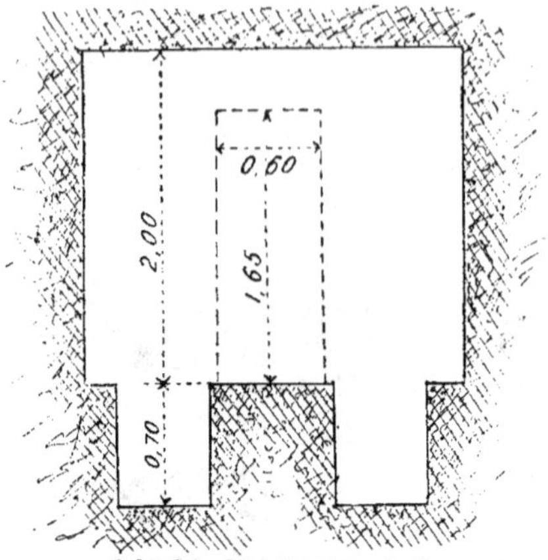

Les yeux relevés par la couleur donnent au visage une véritable expression de vie. L'oreille gauche porte un anneau doré (voir Fig. ci-contre).

Le personnage est vêtu d'une longue tunique, et de son épaule gauche tombe l'épitoge, insigne de sa dignité. Les pieds sont enfermés dans des chaussures, sorte de chaussons à épaisse semelle, conservant des traces de décor noir et rouge.

A l'extrémité antérieure du couvercle, un escabeau rectangulaire s'élève de la double pente.

La chambre offrait, à droite, une pièce encore plus belle. J'avais sous les yeux une prêtresse, je serais presque tenté de dire une déesse.

Gisante sur son tombeau, cette femme est représentée dans un luxe de décor inouï. La main gauche, qui portait la cassette, manquait seule à cette magnifique sculpture. La main droite, ornée d'un gros bracelet doré, est abaissée le long du corps et tient par les pattes, les ailes et la queue réunies, une colombe.

La figure aux traits d'une finesse particulière, a les yeux peints: la tête coiffée à la façon égyptienne est cependant surmontée d'*une stéphané*, en

COUPE SUIVANT A B

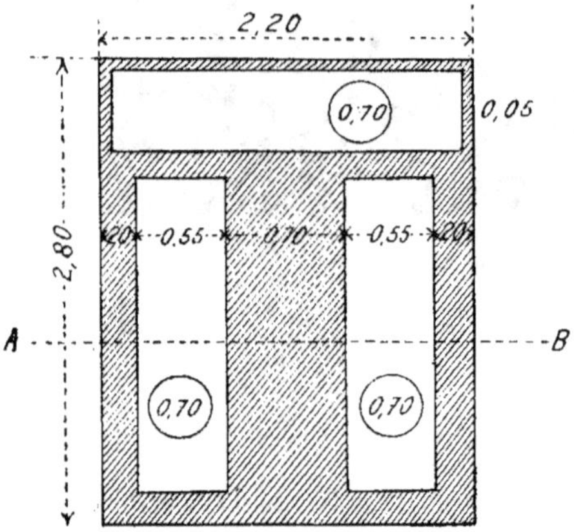

PLAN
d'une chambre funéraire à 3 angles

avant de laquelle émerge une tête d'épervier artistement sculptée, qui était dorée.

La chevelure, enfermée dans une coiffe, montre l'extrémité de ses boucles en une série de frisures sur le front, au nombre de quatorze, et au bout des deux gaines qui, encadrant le visage, tombent sur les seins (cinq tresses sortent de chaque gaine) (voir Fig. ci-dessous).

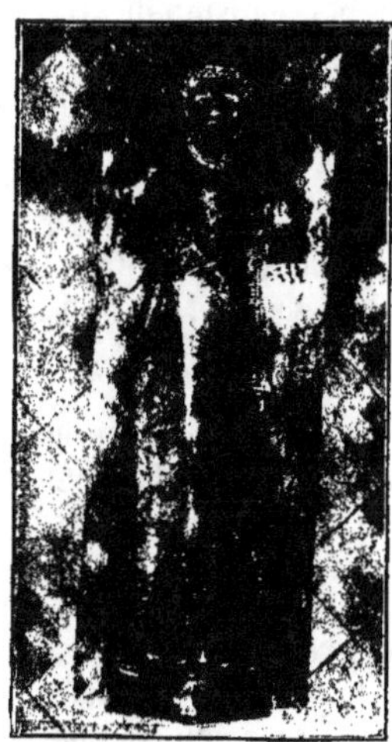

Statue funéraire
d'un prêtre carthaginois.

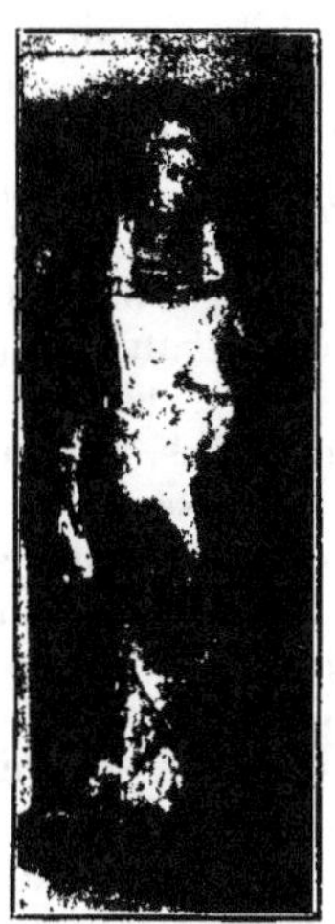

Statue funéraire
d'une prêtresse carthaginoise.

Les oreilles, très petites, sont ornées de longs pendants très détaillés et dorés, en forme de cônes allongés, suspendus à un fleuron.

Sur le cou passe un double filet doré imitant les perles d'un collier. Le vêtement principal se compose d'une large tunique relevée sous les seins par une ceinture dorée, retenant des plis symétriquement disposés à droite et à gauche. La tunique n'apparaît en dehors de la poitrine, que sur le haut des bras et sur les pieds, dont les doigts sont finement sculptés. Cette partie du vêtement conserve un ton rosé.

Détail particulier, à partir des reins, le corps est voilé, comme enveloppé par deux grandes ailes peintes et dorées. Leurs petites plumes sont figurées par des imbrications en traits rouges, et les grandes sont indiquées par de larges filets d'or parallèles sur fond bleu foncé.

Les ailes se croisent de telle façon, qu'avec leur extrémité arquée, elles donnent à la momie dans la partie inférieure du corps, presque l'aspect d'une queue de poisson, ce qui fait penser, sans cependant application possible, à un vers bien connu de l'*Art poétique* d'Horace :

Desinit in piscem mulier formosa superne.

Les pieds reposent sur un socle formé par un relèvement du marbre, épais de 11 cm., à arêtes parallèles à celles du fronton du couvercle, qui mesure 1.92 m. de long, 67 cm. de large. La cuve est ornée de moulures peintes qui paraissent avoir été dorées. Elle a 48 cm. de hauteur. Intérieurement, elle mesure 1.78 m. sur 50 cm. et 44 cm. de profondeur.

M. Héron de Villefosse[1] insiste sur le style et la beauté du sarcophage, dont il prétend que la tête est grecque, le costume rappelant celui des grandes déesses égyptiennes Isis et Nephtis, et les deux ailes devant qui enveloppent le corps sont le symbole de l'oiseau vénéré des Égyptiens.

Le Père Delattre dit plus loin : Nous avons été surpris de voir sur chaque couvercle à gauche de la tête du personnage sculpté, un trou large comme les deux mains, pratiqué jadis à travers le marbre, où celui-ci offrait le moins d'épaisseur.

Nous ne décrirons ici que le contenu du sarcophage du prêtre qui contenait la résine dénommée par nous *Résine carthaginoise II*. Le contenu du sarcophage de la prêtresse nous intéressant moins, sera analysé par la suite.

Le couvercle du sarcophage du prêtre était scellé au fer et au plomb avec la cuve. A deux des angles, une tige de fer noyée dans le plomb pénétrait à travers le couvercle dans le marbre de la cuve.

Le squelette reposait dans une couche de résine compacte, très dure, qui avait été brisée près de la tête du mort, au-dessous du trou pratiqué par les voleurs. La résine recouvre à peine le squelette.

A gauche du mort, on voit l'empreinte d'une tige aussi longue que la cuve elle-même : c'est peut-être l'indication d'un insigne. La boîte crânienne mesurée donne l'indice 77.

Le Père Delattre ajoute encore que ces deux sarcophages supportaient en outre deux cercueils en bois superposés.

Le mobilier de cette chambre funéraire était composé d'urnes à queue, de lampes bicornes, de lampes de forme grecque, d'unguentaria et d'autres poteries.

Ces divers objets, ainsi que les sarcophages, ont été déposés au Musée Lavigerie par les soins du Rév. Père Delattre.

[1] Membre de l'Institut de France.

CHAPITRE PREMIER

Analyses de la résine carthaginoise N° I.

Cette résine, formée de gros morceaux noirs verdâtres, à cassure homogène, est saupoudrée d'une masse pulvérulente jaune brunâtre et de petits éclats jaunâtres.

Elle pèse 90,7 gr. Pulvérisée, elle donne une poudre jaune verdâtre, d'odeur aromatique, rappelant celle de la menthe, du thym, du cumin, et d'autres arômes non déterminables à l'odorat. Analysée qualitativement, elle donne les résultats suivants.

Cette résine pulvérisée, chauffée entre deux verres de montre, dégage des vapeurs blanches, d'odeur térébenthinée, d'asphalte et de styrax, déposant au fond du récipient de nombreuses gouttelettes jaunâtres, et sur les parois du verre supérieur, de petits cristaux blancs, solubles dans l'eau bouillante.

Une solution éthérée de cette résine versée prudemment sur de l'acide sulfurique forme un anneau rouge brunâtre à la ligne de contact des deux liquides, l'éther se colorant en jaune-verdâtre. Agitées, ces deux couches distinctes donnent un soluté de couleur rouge grenat.

La résine, chauffée avec de l'eau distillée, donne un soluté réduisant à chaud une solution aqueuse de permanganate de potasse additionnée d'acide sulfurique et dégage l'odeur d'aldéhyde benzylique.

Toutes ces réactions correspondent à celles que donne le *styrax*.

Un peu de cette résine, chauffée avec de l'acide chlorhydrique, ne se colore pas en rouge, et son filtrate additionné d'ammoniaque ne prend pas une fluorescence bleue. Cette réaction est *négative* quant à la présence du *galbanum*.

Les réactions caractéristiques de l'*ase fétide*, de la *gomme ammoniaque*, de la *myrrhe*, sont toutes *négatives*. Celles du *sandaraque*, de l'*opoponax* sont *dubitatives*.

Cette résine, fondue avec de la potasse caustique, donne une masse en partie soluble dans l'eau acidulée dégageant de l'hydrogène sulfuré : réaction caractéristique à la présence du *soufre*, pouvant provenir de l'*asphalte*.

Cette résine se dissout en grande partie dans l'éther, l'alcool, solutés déposant un petit précipité blanc, en partie soluble dans l'éther de pétrole, l'ammoniaque, la potasse caustique ; soluble en majeure partie dans le sulfure de carbone, le chloroforme, le xylol, le toluol, le mélange d'alcool et d'éther, une solution aqueuse de chloralhydrate, à peu près insoluble dans l'eau.

Son indice d'acidité est compris entre 49, 75 et 51, 5. Son indice de saponification entre 73, 3 et 140, 0 après quarante-huit heures.

Comme nous l'avons dit plus haut, cette résine homogène, en ce qui concerne les gros morceaux noirs verdâtres, à surface mate, est entourée d'éclats jaunes brillants et d'une poussière jaune brunâtre, que nous séparons les uns des autres.

Nous obtenons ainsi :

Morceaux noirs verdâtres, pesant	56,2 gr.
Poudre jaune brunâtre	22,3 »
Éclats jaunes	12.2 »
Total . . .	90,7 gr.

Les gros morceaux noirs verdâtres paraissent, quant à la masse qui les compose, avoir été fondus ensemble, tandis que les autres semblent avoir été utilisés pour remplir les interstices.

Nous étudierons séparément ces diverses parties.

I. Morceaux jaunes brillants.

Les morceaux ou éclats jaunes brillants, analysés selon la méthode préconisée par M. le professeur Tschirch, donne les résultats suivants :

a) Agitation avec une solution aqueuse de carbonate d'ammonium.

Le précipité blanc, lavé, séché, ne donnant, soumis à la cristallisation, aucun résultat positif, est dissous dans de l'alcool.

Ce soluté, additionné d'une solution alcoolique d'acétate de plomb, forme un filtrate et un précipité.

1. Le filtrate, versé dans de l'eau acidulée d'acide nitrique, provoque un petit précipité blanc, fondant entre 89, 5° et 90. 5°.

Son indice d'acidité est compris entre 130, 8 et 132, 9.

Soumis à la combustion, nous obtenons les résultats suivants :

pour 0.1188 gr. substance 0.3198 gr. CO_2 et 0,09879 H_2O :

Trouvé	Formule	qui, calculée en %, donne
C = 73, 4	$C_{23} H_{36} O_4$	C = 73. 4
H = 9, 24		H = 9, 57

Formule qui correspond avec celle de *l'acide β masticinique* [1].

2) Le précipité dissous dans de l'alcool contenant de l'acide sulfurique, donne un petit précipité fondant à 90. 5° comme l'acide *α masticinique*. [2]

b) Avec une solution aqueuse de carbonate de sodium.

Le volumineux précipité blanc, lavé, séché, dissous dans de l'alcool, donne un soluté qui, additionné d'une solution alcoolique d'acétate de plomb, se précipite en partie. Nous obtenons ainsi un précipité et un filtrate.

1. Le précipité dissous dans de l'alcool additionné d'acide sulfurique, donne un soluté jaune pâle. Cette solution neutralisée par de la céruse, pour lier l'excès d'acide sulfurique, puis versée dans de l'eau acidulée provoque un précipité blanc fondant entre 95 et 96°.

Soumis à la combustion, il donne les résultats suivants :

pour 0,0852 gr. substance 0.2434 gr. CO_2 et 0,07064 gr. H_2O :

Trouvé	Formule	qui, calculée en %, donne
C = 77. 8	$C_{32} H_{48} O_4$	C = 77. 42
H = 9. 2		H = 9. 67

Formule correspondant à celle de l'acide *α masticonique* [3].

2. Le filtrate, versé dans de l'eau acidulée d'acide nitrique, provoque un précipité blanc, fondant entre 90.2 et 90.3.

Soumis à la combustion, nous obtenons les résultats suivants :

pour 0,06348 gr. substance 0.1798 gr. CO_2 et 0.0564 gr. H_2O :

Trouvé	Formule	qui, calculée en %, donne
C = 77. 24	$C_{32} H_{48} O_4$	C = 77. 42
H = 9. 87		H = 9. 68

Formule correspondant à l'acide *β masticonique* [4].

c) Agitée avec une solution aqueuse de potasse caustique.

Nous n'obtenons, comme pour le mastic, aucun précipité.

---

[1] *Pour ne pas toujours mentionner le livre de M. le professeur Tschirch.* Die Harze und die Harzbehälter, *Leipzig, 1906, nous nous bornerons à indiquer les folios où sont décrites les formules caractéristiques aux divers acides et résènes découverts par M. le professeur Tschirch et ses élères.*

[2,3] Voir Tschirch, f°s 474 à 475, et Reutter, *Dissertation sur le mastic,* 1904.

d) La solution éthérée ainsi privée de ses acides, étant neutre, évaporée, abandonne un résidu, en partie soluble dans l'alcool.

Ce soluté versé dans de l'eau acidulée provoque un précipité blanc, qui, lavé, séché, purifié, fond entre 74,5° et 76°. Soumis à la combustion, il donne les résultats suivants :

pour 0,08655 gr. substance 0.2462 gr. CO_2 et 0,07799 gr. H_2O :

Trouvé	Formule	qui, calculée en %, donne
$C = 77, 57$	$C_{35} H_{56} O_4$	$C = 77, 7$
$H = 10, 01$		$H = 10, 3$

Formule correspondant à celle de la *masticorésène* [1].

La partie insoluble dans l'alcool est saponifiée : voir sous saponification.

Ces résultats correspondent donc à ceux obtenus lors de l'analyse du *mastic* [2], et nous pouvons conclure à la présence de ce corps, dans la masse que nous analysons.

II. Poudre jaune brunâtre.

Cette poudre, analysée qualitativement, donne les réactions caractéristiques du *styrax*.

Nous suivrons ici la méthode préconisée par M. le professeur Tschirch.

Nous dissolvons cette poudre jaune brunâtre dans de l'éther et agitons ce soluté éthéré successivement avec des solutions aqueuses de *carbonate d'ammonium,* de *bicarbonate de sodium,* de *carbonate de sodium,* de *bisulfite de sodium* et de *potasse caustique.*

Partie soluble dans l'éther.

a) Agitation avec une solution aqueuse de carbonate d'ammonium.

Le précipité ainsi obtenu, soumis à la cristallisation, englobe de petits cristaux blancs solubles dans l'eau bouillante.

Ce soluté aqueux, filtré, en partie évaporé, dépose de petits cristaux blancs, fondant à 133°, donnant la réaction caractéristique de l'*acide cinnamique.*

Une solution aqueuse d'acide cinnamique, chauffée avec une solution aqueuse de permanganate de potasse, additionnée d'acide sulfurique, dégage l'odeur d'aldéhyde benzylique, tout en réduisant le permanganate de potasse.

[1] Voir Tschirch, f° 474 et Reutter. *Dissertation sur le mastic,* 1904.
[2] Voir Tschirch, et Reutter, *Dissertation, idem.*

Le résidu jaunâtre, insoluble dans l'eau bouillante, se dissout dans l'alcool, donnant un soluté qui, additionné d'une solution alcoolique d'acétate de plomb, se divise en un précipité et un filtrate.

1. Ce précipité étant trop minime ne peut être analysé.

2. Le filtrate versé dans de l'eau acidulée provoque un précipité blanc qui, soumis à la combustion, donne les résultats suivants :

pour 0.0797 gr. substance 0.2093 gr. CO_2 et 0.0692 gr. H_2O :

Trouvé	Formule	qui, calculée en %, donne
C = 71,6	$C_{10}H_{16}O_2$	C = 71.43
H = 9,6		H = 9.53

Formule correspondant à celle de l'*acide sandaracique*[1].

b) *Agitation avec une solution aqueuse de bicarbonate de sodium.*

Le précipité ainsi obtenu, soumis à la cristallisation, dépose de petits cristaux blancs, solubles dans l'eau bouillante, donnant les réactions de l'*acide cinnamique*, et qui, purifiés, fondent comme lui à 133°. La partie insoluble dans l'eau bouillante étant cassante, friable, nous la dissolvons dans de l'alcool, et la traitons par l'acétate de plomb alcoolique.

1. Le soluté versé dans de l'eau acidulée provoque un précipité blanc, fondant à 143,5°, et donnant, soumis à la combustion, les résultats suivants :

0.1214 gr. substance = 0.3172 gr. CO_2 et 0.1037 H_2O :

Trouvé	Formule	qui, calculée en %, donne
C = 71.27	$C_{10}H_{16}O_2$	C = 71.43
H = 9.5		H = 9.53

Formule correspondant à l'*acide sandaracique*[1].

2. Le petit précipité purifié fond à 100°.

c) *Agitation avec du carbonate de sodium en solution aqueuse.*

Le précipité, ainsi obtenu, est dissout dans l'alcool après avoir été en vain soumis à la cristallisation. Ce soluté alcoolique, traité par une solution alcoolique d'acétate de plomb, donne : un précipité, et un filtrate.

1. Le précipité dissous dans de l'alcool additionné d'acide sulfurique pour désagréger l'acide résineux lié au plomb, donne un soluté, qui, versé dans de l'eau acidulée, provoque un précipité blanc. Ce précipité lavé, séché, dissous en plusieurs véhicules, tels que l'alcool méthylique, l'alcool amylique, le benzol, dépose de petits cristaux blancs sous forme d'aiguilles insolubles dans l'eau.

La partie non cristallisable, dissoute à nouveau dans de l'alcool, donne un soluté qui, versé dans de l'eau acidulée, provoque la formation d'un dépôt blanc. Ce dépôt, soumis à la combustion, donne les résultats suivants :

[1] Voir Tschirch, f° 534.

pour 0.2257 gr. substance 0,2365 gr. CO_2 et 0,2088 gr. H_2O :

Trouvé	Formule	qui, calculée en %, donne
C = 28.5	$C_2 H_9 O_3$	C = 29,63
H = 10.277		H = 11,11

Formule non déterminée.

Il fond entre 70,9 et 71,4°.

2. Le filtrate, versé dans de l'eau acidulée, forme un petit précipité qui, lavé, séché, fond entre 70,9 et 71,1°.

Son indice d'acidité est compris entre 58,08 et 58,1.

d) *La solution éthérée est ensuite agitée avec une solution aqueuse de bisulfite de sodium.*

La partie aqueuse de cette agitation, décantée, privée de son éther, est en partie évaporée, puis acidifiée par de l'acide sulfurique. Cette eau, ainsi acidifiée, est agitée avec de l'éther, que l'on décante et laisse évaporer. Il abandonne un résidu cristallin, soluble dans l'eau bouillante, d'odeur agréable, rappelant la vanilline. L'acide sulfurique dissout un de ces cristaux en se colorant en rouge; une petite quantité de ce dépôt cristallin, fondant à 81°, dissous dans de l'eau, se colore en bleu par le perchlorure de fer. Sa solution alcoolique, additionnée de pyrogallol, se colore en bleu violet par addition d'acide chlorhydrique, tandis qu'elle prend une coloration rouge feu si le pyrogallol est remplacé par de la phloroglucine.

Nous concluons donc à la présence de la *vanilline* provenant du *styrax*.

e) *Agitation avec une solution aqueuse de potasse caustique.*

Le précipité ainsi obtenu, dissous dans de l'alcool méthylique, soumis à la cristallisation, laisse un petit dépôt résineux, englobant de nombreux cristaux blancs, solubles dans l'eau bouillante : ces cristaux ne donnent pas la réaction caractéristique de l'acide cinnamique, mais celle de l'*acide benzoïque*, qui fond à 121°.

Cet acide benzoïque peut provenir d'une *oxydation lente*, du styrol ou de l'acide cinnamique du *styrax*.

La partie insoluble dans l'eau bouillante, précipitée, purifiée, forme un corps blanc qui, soumis à la combustion, donne les résultats suivants :

pour 0.0339 gr. substance 0,0448 gr. CO_2 et 0,0185 gr. H_2O :

Trouvé	Formule	qui, calculée en %, donne
C = 36.04	$C_5 H_{10} O_6$	C = 36,4
H = 6.06		H = 6,0

Formule non encore déterminée.

Ce composé, contenant beaucoup d'oxygène, peut avoir subi une oxydation lente.

Pendant toutes ces agitations, l'eau, privée de ses acides résineux, filtrée, possède une odeur agréable de *menthe* et de *thym*.

f) *Résène.*

Cet éther, ainsi privé de ses acides résineux, évaporé, abandonne un résidu jaunâtre se dissolvant en partie dans l'alcool.

Ce soluté, versé dans de l'eau acidulée, produit un précipité blanc qui, soumis à la combustion, donne les résultats suivants :

pour 0.2145 gr. substance 0,6254 gr. CO_2 et 0.20675 gr. H_2O :

Trouvé	Formule	qui, calculée en %, donne
C = 79.5	$C_{22} H_{36} O_2$	C = 79.52
H = 10.7		H = 10.84

Formule correspondant à la *sandaracorésène*[1].

Le reste de ce résidu, insoluble dans l'alcool, est saponifié pendant deux fois vingt-quatre heures avec de la potasse caustique alcoolique.

Une partie du précipité, obtenu en versant cette solution alcoolique dans de l'eau acidulée, est soluble dans l'éther, l'autre partie soluble dans l'alcool. Nous en étudierons les divers composés dans le chapitre : *parties saponifiables.*

En résumant ces différents résultats, nous pouvons conclure que l'*acide cinnamique*, la *vanilline*, peuvent et doivent provenir du *styrax*, tandis que la présence du *sandaraque* a été décelée par l'*acide sandaracique* et la *sandaracorésène.*

III. Morceaux noirs verdâtres.

Ces morceaux noirs verdâtres, friables, à cassure homogène luisante, sont pulvérisés. Ils donnent une poudre gris verdâtre, d'odeur balsamique, aromatique, rappelant celle du thym et de la menthe.

Une grande partie de cette poudre se dissout :

1. Dans l'éther,
2. Dans l'alcool,
3. L'autre dans le chloroforme,
4. Le sulfure de carbone.
5. Le reste est insoluble.

Nous constatons, que les morceaux analysés qualitativement, donnent des solutions éthérées et alcooliques, avec un petit dépôt blanc, soluble par addition d'un de ces deux solutés.

Ils donnent en outre les réactions caractéristiques du *styrax*, de la *térébenthine*, de l'*opoponax.*

[1] Voir Tschirch, f° 535.

Partie soluble dans l'éther.

Afin d'analyser ces morceaux, nous les dissolvons premièrement dans de l'éther, où ils donnent un soluté jaune brunâtre, que nous agitons successivement avec des solutions aqueuses de *carbonate d'ammonium, de carbonate de sodium, de bisulfite de sodium* et *de potasse caustique*.

A. *Agitation avec du carbonate d'ammonium, en solution aqueuse.*

De nombreux cristaux blancs, incrustés dans la masse résineuse soumise à la cristallisation, sont solubles dans l'eau bouillante; ils donnent les réactions de l'*acide cinnamique*, et fondent après purification, à 133°.

La partie résineuse, insoluble dans l'eau bouillante, soluble dans l'alcool, donne un soluté qui, par addition d'une solution d'acétate de plomb alcoolique, se précipite en partie.

On obtient ainsi un filtrate et un précipité.

a) Le filtrate versé dans l'eau acidulée forme un précipité blanc fondant à 80°, qui, soumis à la combustion, donne les résultats suivants :

pour 0.1411 gr. substance 0.3947 gr. CO_2 et 0,1244 H_2O :

Trouvé	Formule	qui, calculée en %, donne
$C = 76,29$	$C_{15} H_{24} O_2$	$C = 76,27$
$H = 9,8$		$H = 10,17$

Formule correspondant à l'*acide halépopinitolique*[1].

b) Le précipité, purifié, forme un corps blanc très petit, fondant à 147°, soumis à la combustion, nous obtenons les résultats suivants :

pour 0.09543 gr. substance 0,2704 gr. CO_2 et 0,08417 gr. H_2O :

Trouvé	Formule	qui, calculée en %, donne
$C = 77,29$	$C_{16} H_{24} O_2$	$C = 77,42$
$H = 9,8$		$H = 9,68$

Comme l'*acide halépopinolique*[1].

2. *La partie de ce résidu insoluble dans l'eau bouillante, l'alcool, se dissout dans l'éther* qui, soumis à la cristallisation, permet d'obtenir des cristaux blancs, fondant à 100°, comme l'*acide marcopaténique*[2].

B. *Agitations avec du carbonate de soude.*

Le résidu jaune brunâtre, englobant de nombreux cristaux blancs, est

[1] Voir Tschirch, f° 588.
[2] Voir Tschirch, f° 733.

chauffé avec de l'eau, dans laquelle ces cristaux se dissolvent. Analysés, ils fondent à 121°, comme ceux de *l'acide benzoïque*.

La partie insoluble dans l'eau bouillante se dissout : en partie dans l'alcool, en partie dans l'alcool méthylique.

a) Partie soluble dans l'alcool.

Ce soluté alcoolique, additionné d'une solution alcoolique d'acétate de plomb, donne un précipité, et un filtrate.

1. Le filtrate, versé dans de l'eau acidulée, provoque la formation d'un dépôt blanc, non cristallisable, fondant à 94°, donnant à la combustion les résultats suivants :

pour 0,1234 gr. substance 0.3505 gr. CO_2 et 0,1056 gr. H_2O :

Trouvé	Formule	qui, calculée en %, donne
C = 77,4	$C_{32} H_{48} O_4$	C = 77,4
H = 9,5		H = 9,7

Correspondant à la formule de *l'acide β masticonique*[1].

2. Le précipité, dissous dans de l'alcool additionné d'acide sulfurique, forme un soluté jaune pâle, qui, versé dans de l'eau acidulée, y produit un précipité blanc.

On obtient, en soumettant à la cristallisation ce précipité soluble dans l'alcool et l'alcool méthylique, de petits cristaux blancs sous forme d'aiguilles qui, soumises à la combustion, donnent les résultats suivants :

pour 0,1547 gr. substance 0.4484 gr. CO_2 et 0,13239 gr. H_2O :

Trouvé	Formule	qui, calculée en %, donne
C = 73,7	$C_{23} H_{36} O_3$	C = 73,4
H = 9,5		H = 9,57

Correspondant à la formule de *l'acide masticolique*[2].

La partie non cristallisable, formant après purification un corps blanc, fondant à 94°, donne, soumise à la combustion :

pour 0,1011 gr. substance 0.2878 gr. CO_2 et 0,08465 gr. H_2O :

Trouvé	Formule	qui, calculée en %, donne
C = 77,63	$C_{32} H_{48} O_3$	C = 77,42
H = 9,3		H = 9,68

Correspondant à la formule de *l'acide α masticonique*[1].

b) Partie insoluble dans l'alcool, soluble dans l'alcool méthylique.

Ce soluté, traité par une solution alcoolique d'acétate de plomb, donne aussi un précipité et un filtrate.

---

[1] Voir Tschirch, f° 473 et Reutter, *Dissertation*.
[2] Voir Tschirch, f° 472, et Reutter, *Dissertation*.

1. Le filtrate, versé dans l'eau acidulée, provoque un précipité blanc, qui, soumis à la combustion, donne :

pour 0.4733 gr. substance 0.1709 gr. CO_2 et 0.1626 gr. H_2O :

Trouvé	Formule	qui, calculée en %, donne
C = 26.89	$C_5 H_{23} O_8$	C = 28.4
H = 10.42		H = 10.9

Formule non déterminée, dont le corps doit avoir *subi une oxydation*, par suite de la chaleur ou de l'oxygène de l'air.

2. Le dépôt dissous dans de l'alcool, acidulé d'acide sulfurique, puis précipité, forme un corps blanc, fondant à 85°.

Soumis à la combustion, nous obtenons :

pour 0.4400 gr. substance 0.2947 gr. CO_2 et 0,1039 gr. H_2O :

Trouvé	Formule	qui, calculée en %, donne
C = 73.0	$C_{12} H_{20} O_2$	C = 73.4
H = 10.4		H = 10.2

Formule correspondant à *l'acide kaurolique*, corps provenant donc d'un copal [1].

c) Partie insoluble dans l'alcool, l'alcool méthylique soluble dans l'éther.

Le soluté évaporé, abandonne une masse sirupeuse brunâtre, d'odeur aromatique, rappelant la styracine.

C. *Agitation avec une solution aqueuse de bisulfite de sodium.*

La partie aqueuse, décantée, évaporée, acidulée, est agitée avec de l'éther. On obtient ainsi, après évaporation de ce soluté, un résidu cristallin, d'odeur vanillée, agréable, aromatique, se dissolvant dans l'eau bouillante et fondant à 81°, *comme la vanilline*, dont il possède toutes les réactions. La partie résineuse de ce résidu, insoluble dans l'eau, forme une masse jaune dorée semi-liquide, colorant en solution chloroformique, agitée avec de l'acide sulfurique, la couche chloroformique en jaune, et la couche acide en rouge avec fluorescence verdâtre. *Styrol.*

D. *Agitation avec de la potasse caustique en solution aqueuse.*

Le petit précipité ainsi obtenu, soumis à la cristallisation, dépose de petits cristaux blancs, solubles dans l'eau bouillante, ne donnant pas les réactions caractéristiques de l'acide cinnamique, mais bien celles de *l'acide benzoïque*, qui fond aussi à 121°.

Cet acide peut provenir *d'une oxydation lente du styrol*, ou *de l'acide cinnamique*.

Le résidu insoluble dans l'eau bouillante se dissout en partie dans l'alcool.

[1] Voir Tschirch, f° 728.

a) Partie soluble dans l'alcool.

Ce soluté additionné d'une solution alcoolique d'acétate de plomb produit, un précipité et un filtrate.

1. Le précipité dissous dans de l'alcool additionné d'acide sulfurique. forme un soluté jaune pâle, qui, versé dans de l'eau acidulée, produit un précipité blanc. fondant à 126°. Soumis à la combustion, il donne les résultats suivants :

pour 0,1653 gr. substance 0.1955 gr. CO_2 et 0,1479 gr. H_2O :

Trouvé	Formule	qui, calculée en %, donne
$C = 32.25$	$C_6 H_{22} O_8$	$C = 32.4$
$H = 9.9$		$H = 9.9$

Formule non déterminée. cet acide provient donc d'un corps oxydé.

2. Le filtrate, versé dans de l'eau acidulée. forme un précipité blanc. fondant à 85°. donnant. soumis à la combustion, les résultats suivants :

pour 0,1167 gr. substance 0.3142 gr. CO_2 et 0,1055 gr. H_2O :

Trouvé	Formule	qui, calculé en %, donne
$C = 73,3$	$C_{12} H_{20} O_2$	$C = 73,4$
$H = 10,04$		$H = 10.2$

Formule correspondant à celle de *l'acide kaurolique*.[1]

b) Partie insoluble dans l'alcool, soluble dans l'alcool méthylique.

Ce soluté. additionné d'une solution alcoolique d'acétate de plomb. se précipite en partie. Le précipité est trop minime pour être analysé.

Le filtrate versé dans de l'eau acidulée produit un dépôt blanc minime.

c) Soluble dans l'éther .

Ce soluté, évaporé, abandonne un résidu gluant brunâtre, englobant de petits cristaux blancs, impurifiables. L'odeur de ce résidu est aromatique et rappelle celle de la *styracine*.

E. *L'éther ainsi privé de ses acides par les agitations est évaporé.*

Son résidu. se dissolvant en partie dans l'alcool. donne un soluté qui. versé dans de l'eau acidulée. provoque la formation d'un précipité blanc. formé d'une résène.

F. *La partie de cet éther, insoluble dans l'alcool, est soumise pendant quarante-huit heures à la saponification avec de la potasse caustique alcoolique.*

Nous obtenons ainsi un soluté qui, versé dans de l'eau acidulée. produit un précipité blanc jaunâtre. en partie soluble dans l'éther. en partie soluble dans l'alcool.

[1] Voir Tschirch, f° 728.

Ces deux solutés. que nous étudierons dans le chapitre suivant. sont additionnés aux solutés obtenus précédemment.

Les restes du filtre et du précipité insoluble dans l'alcool, l'éther. chauffés avec de l'eau acidulée d'acide chlorhydrique. donnent un soluté qui. évaporé, dépose au froid de petits cristaux blancs. fondant à 121°. formés d'acide benzoïque dont ils donnent toutes les réactions.

IV. Parties saponifiables.

Le précipité ainsi obtenu se dissolvant : *a* dans l'éther : *b* dans l'alcool. est analysé comme suit :

Parties solubles dans l'éther.

Cette solution éthérée. est agitée successivement avec des solutions aqueuses de *carbonate d'ammonium. de bicarbonate de soude. de carbonate de soude* et *de potasse caustique.*

a' Agitation avec du carbonate d'ammonium.
Le précipité ainsi obtenu dépose. soumis à la cristallisation. de petits cristaux blancs. solubles dans l'eau bouillante. fondant à 133°. donnant toutes les réactions de *l'acide cinnamique.*
La masse résineuse. oléagineuse. jaunâtre, ne se laisse ni purifier, ni précipiter.

b' Agitation avec du bicarbonate de soude.
Nous obtenons ici quelques cristaux solubles dans l'eau bouillante. donnant les réactions de *l'acide cinnamique*. mais non un précipité suffisant pour être analysé.

c' Avec une solution aqueuse de carbonate de sodium.
Le résidu brun jaunâtre. ainsi obtenu. enveloppe de nombreux cristaux blancs. solubles dans l'eau bouillante ; ces cristaux purifiés fondent à 121° et donnent les réactions de l'acide benzoïque.
La partie de ce résidu résineux, insoluble dans l'eau bouillante, se dissout dans l'alcool et donne les réactions caractéristiques des tannols, mais ne se colore pas en rouge vif. par addition d'acide sulfurique. Réaction négative au benjoin.
Ce soluté alcoolique précipité par de l'acétate de plomb. en solution alcoolique. se divise en un précipité et en un filtrate.

1. Le précipité, traité par de l'alcool, additionné d'acide sulfurique, donne un soluté qui, versé dans l'eau acidulée, produit un dépôt blanc. Ce corps analysé par la combustion donne les résultats suivants :

pour 0.1380 gr. substance 0.2197 gr. CO_2 et 0.1246 gr. H_2O :

Trouvé	Formule	qui, calculée en %, donne
$C = 43,44$	$C_7 H_{20} O_6$	$C = 42,00$
$H = 10,03$		$H = 10,00$

Formule non déterminée provenant d'un corps ayant subi une oxydation lente.

2. Le filtrate, versé dans de l'eau acidulée, produit la formation d'un précipité blanc, qui, soumis à la combustion, donne les résultats suivants :

pour 0,118 gr. substance 0,3261 gr. CO_2 et 0,143 gr. H_2O :

Trouvé	Formule	qui, calculée en %, donne
$C = 75,35$	$C_{18} H_{40} O_2$	$C = 75,0$
$H = 13,4$		$H = 13,88$

Formule non encore déterminée.

d) Agitation avec de la potasse caustique aqueuse. Le petit précipité blanc est en partie soluble dans l'eau bouillante, soluté donnant les réactions de *l'acide benzoïque.* Évaporé, il abandonne de petits cristaux fondant à 121, comme *l'acide benzoïque.*

Le reste de la masse résineuse, soluble dans l'alcool chaud, donne un soluté qui, versé dans l'eau acidulée, n'y provoque qu'une opalescence blanche, mais non un précipité.

e) L'éther ainsi privé de ses acides est évaporé, puis repris par de l'alcool, où son résidu se dissout en partie. Ce soluté alcoolique, versé dans de l'eau acidulée, produit un précipité blanc, qui, soumis à la combustion, donne les résultats suivants :

pour 0,1111 gr. de substance 0,315 gr. CO_2 et 0,1008 gr. H_2O :

Trouvé	Formule	qui, calculée en %, donne
$C = 77,38$	$C_{35} H_{56} O_1$	$C = 77,78$
$H = 10,08$		$H = 10,37$

Formule correspondant à la *masticorésène* [1].

f) Le résidu ainsi obtenu par évaporation de l'éther insoluble dans l'alcool, se dissout en partie dans l'éther de pétrole.

Ce soluté, évaporé, abandonne un corps semi-liquide, jaune doré, englobant de petits cristaux, qui ne peuvent être séparés. Son odeur est aroma-

---

[1] Voir Tschirch, f° 474, et Reutter. *Dissertation.*

tique, balsamique. L'acide sulfurique le dissout en se colorant en rouge, ce soluté prenant une fluorescence verdâtre.

Dissoute dans du chloroforme, que l'on agite avec de l'acide sulfurique, cette masse colore la couche chloroformique en jaune rougeâtre, et la couche acide en rouge, avec fluorescence en vert. Soumise à la cristallisation dans une glacière, on n'obtient aucun résultat satisfaisant : elle donne par contre, à la combustion, les résultats suivants :

pour 0,1328 gr. substance 0,0896 gr. H_2O et 0,4494 gr. CO_2 :

Trouvé	Formule	qui, calculée en %, donne
$C = 92,3$	$C_x H_x$	$C = 92,3$
$H = 7,5$		$H = 7,69$

Formule correspondant à celle du *styrol* [1].

Pendant ces agitations, il se forme un dépôt blanchâtre au fond de l'entonnoir à décantation.

Ce dépôt acidulé se dissout en partie dans l'alcool, qui, précipité en versant son soluté dans de l'eau acidulée, donne à la combustion les résultats suivants :

pour 0,0245 gr. de substance 0,0400 gr. CO_2 et 0,0255 gr. H_2O :

Trouvé	Formule	qui, calculée en %, donne
$C = 44,56$	$C_7 H_{23} O_3$	$C = 44,9$
$H = 11,56$		$H = 12,3$

Formule non encore déterminée, mais prouvant par son % en oxygène, que ce corps a dû subir une lente oxydation.

V. Distillation aux vapeurs d'eau des parties insolubles dans l'éther, solubles dans l'alcool.

En soumettant cette partie résineuse à la distillation aux vapeurs d'eau, nous obtenons :

1. Un distillate, qui, saturé de sel marin, est agité avec de l'éther. Ce dernier, décanté, évaporé, abandonne une essence un peu jaunâtre, rappelant par son odeur le mélange des essences de *menthe*, de *thym*, de *fenouil*, de *cumin* et de *lavande*, possédant en outre une odeur térébenthinée. Cette essence est additionnée avec celle obtenue, en faisant extraire, par de l'éther de pétrole, les parties résineuses insolubles dans l'éther, l'alcool. Analysée qualitativement, cette essence donne les réactions suivantes :

[1] Voir Tschirch, f° 307.

Elle se colore, en solution alcoolique, en violet brunâtre par le perchlorure de fer. Agitée avec de la lessive de soude, étendue, la couche d'essence diminue. L'acide sulfurique, en présence d'un peu de sucre, se colore, par addition de cette essence, en rouge violacé; tandis que le mélange d'acide nitrique et sulfurique, se colore en vert bleuâtre en solution d'acide acétique.

Chauffée, en solution chloroformique avec de la soude caustique, elle se colore en rouge violacé. Ces réactions sont caractéristiques au *thymol*, donc *essence de thym*.

Quelques gouttes de cette essence, agitées avec de l'acide chlorhydrique, en présence d'un petit cristal de chloralhydrate, se colorent en rose, tandis que ses solutions alcooliques, en présence d'un peu de sucre, se colorent par addition d'acide chlorhydrique, en rose violacé.

Ces réactions se rapportent à l'*essence de menthe*.

Le réactif de Millon, provoque, dans cette essence étendue, une coloration bleu violacé ; l'eau de brome, une opalescence : le chlorure de platine, un précipité : l'ammoniaque, une coloration verdâtre.

Quant à déterminer la présence des autres essences, nous ne le pouvons, vu le peu de quantité obtenue, devant nous en rapporter à notre odorat et aux mélanges semblables, obtenus par comparaison.

2. Il reste dans le matras de la distillation, une solution aqueuse qui, évaporée en partie, abandonne un soluté de goût amer. Ces solutions réduisent le nitrate d'argent, et donnent par addition de perchlorure de fer, un précipité jaune grisâtre, d'acétate de plomb, un dépôt blanc, d'acide tanique, une opalescence jaune grisâtre, réactions caractéristiques à un *corps amer*.

VI. Les parties résineuses saponifiables, insolubles dans l'éther, soumises à la distillation aux vapeurs d'eau, se dissolvent dans l'alcool.

Cette solution alcoolique, versée dans de l'eau acidulée, provoque un précipité blanc jaunâtre, qui, purifié, se dissout en partie dans l'éther de pétrole. Ce soluté, évaporé, reprécipité, dépose une masse blanche, amorphe, qui, soumise à la combustion, donne les résultats suivants :

pour 0.1373 gr. substance 0,3743 gr. CO_2 et 0,1238 gr. H_2O.

Trouvé	Formule	qui, calculée en %, donne
$C = 74,34$	$C_{32} H_{52} O_3$	$C = 74,42$
$H = 10.02$		$H = 10,08$

Formule correspondant à la β *Panarrésène* [1].

[1] Voir Tschirch, f° 388.

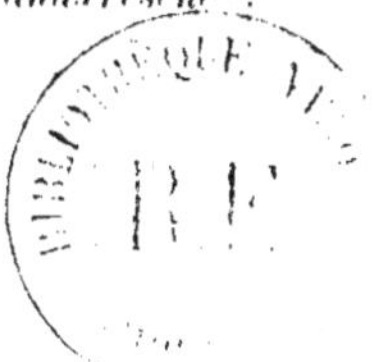

La partie insoluble dans l'éther de pétrole se dissout dans l'alcool, soluté qui, versé dans de l'eau acidulée, y produit un précipité blanc. Ce corps soumis à la combustion donne les résultats suivants :

Trouvé	Formule	qui, calculée en %, donne
C = 77.6	$C_{35}H_{56}O_4$	C = 77.78
H = 10.0		H = 10.37

Formule correspondant à la *masticorésène* [1].

Nous avons donc décelé, que ces morceaux verdâtres étaient formés de *styrax*, d'*opoponax*, de *mastic*, de *baume d'Alep*, d'un *copal*.

VII. Parties insolubles dans l'éther, l'alcool, solubles dans le chloroforme et le sulfure de carbone.

Ces solutés évaporés, abandonnent un résidu petit, noirâtre, écailleux, qui, chauffé avec de l'acide sulfurique, dégage des gaz d'acide sulfureux.

Fondus avec de la potasse caustique, ils donnent un corps en grande partie soluble dans l'eau bouillante, soluté qui additionné d'acide chlorhydrique dégage de l'hydrogène sulfureux, preuve du soufre toujours contenu dans le *bitume de Judée*, ou *asphalte*.

VIII. Parties tout à fait insolubles dans ces véhicules.

Ces parties se composent de restes végétaux, provenant de plantes utilisées pour aromatiser la résine, plantes ou débris qui furent mélangés à la masse résineuse fondue.

[1] Voir Tschirch, f° 473, et Reutter, *Dissertation*.

Conclusions.

Ces conclusions furent présentées le 3 novembre 1911 à l'Académie
des Inscriptions et Belles-Lettres de Paris, qui les accueillit favorablement. Le Rév. Père Delattre ayant prié M. Héron de Villefosse,
membre de l'Institut, de bien vouloir en donner communication.

Cette résine, pesant 90.7 gr., ne contient aucune substance anorganique, vu que nulle part, *nous ne pouvons déceler* la présence de *sable* ou *de
natron*, rencontré fréquemment, dans les analyses faites sur des résines provenant des tombeaux égyptiens. Elle est formée :

*a) De la poudre jaune, pesant 12.7 gr., formée, comme nous avons pu
le prouver, de mastic.* Voir les formules correspondant :

à l'acide α masticonique [1] :

Trouvé	Formule	qui, calculée en %, donne
$C = 77.8$	$C_{32}H_{48}O_4$	$C = 77.42$
$H = 9.2$		$H = 9.67$

à l'acide β masticonique [2] :

Trouvé	Formule	qui, calculée en %, donne
$C = 77.24$	$C_{32}H_{48}O_4$	$C = 77.4$
$H = 9.87$		$H = 9.68$

à l'acide β masticinique [3] :

Trouvé	Formule	qui, calculée en %, donne
$C = 73.4$	$C_{23}H_{36}O_4$	$C = 73.4$
$H = 9.24$		$H = 9.5$

et *à la masticorésène* [4] :

Trouvé	Formule	qui, calculée en %, donne
$C = 77.57$	$C_{33}H_{56}O_4$	$C = 77.7$
$H = 10.04$		$H = 10.3$

b) D'une poudre jaune brunâtre pesant 22.3 gr., formée :
1. *De styrax,* comme le prouve la présence de *l'acide cinnamique, de la
vanilline, du styrol, de la styracine.* Baume provenant du *Liquidambar*

[1, 2, 3, 4] Voir Tschirch, fº 472 et suivants, et Reutter, *Dissertation.*

orientalis, le seul parmi les baumes connus alors, contenant ces divers composés ; l'*acide benzoïque*, que nous avons décelé, ne provient que d'une oxydation lente, du *styrol* [1].

2. *Du sandaraque*, comme le prouve la présence de l'*acide sandaracique* [2], obtenu lors de l'agitation avec des solutions aqueuses de carbonate d'ammonium et de bicarbonate de soude.

Trouvé	Formule	qui, calculée en %, donne
$C = 71,6$	$C_{10}H_{16}O_2$	$C = 71,43$
$H = 9.6$		$H = 9,53$
$C = 71,27$	$C_{10}H_{16}O_2$	$C = 71,43$
$H = 9,5$		$H = 9,53$

De la *sandaracorésène* [3] :

Trouvé	Formule	qui, calculée en %, donne
$C = 79,5$	$C_{22}H_{36}O_2$	$C = 79,52$
$H = 10.7$		$H = 10.84$

3. *De composés* provenant de l'oxydation lente du temps sur les résines, tels que :

Trouvé	Formule	qui, calculée en %, donne
$C = 28.5$	$C_2H_9O_3$	$C = 29,63$
$H = 10,27$		$H = 11.11$
$C = 36,04$	$C_5H_{10}O_6$	$C = 36,1$
$H = 6.06$		$H = 6,03$

Formules non déterminées actuellement.

c) De morceaux noirs pesant 56.29 gr., formés :

1. *De styrax*, comme le prouvent la présence de l'*acide cinnamique, de la vanilline, de la styracine et du styrol*, qui, soumis à la combustion, donne :

Trouvé	Formule	qui, calculée en %, donne
$C = 92,3$	C_8H_8	$C = 92.3$
$H = 7.49$		$H = 7.69$

Formule correspondant à celle *du styrol*.

2. De corps qui par la suite des temps ont subi une oxydation lente, décomposant les acides et les résènes, ainsi que les formules suivantes le prouvent, ou provenant de résines non encore déterminées :

[1]. « Voir Tschirch. f° 288 et suivants.
« Voir Tschirch. f° 527.

Trouvé	Formule	qui, calculée en %. donne
$C = 27,003$ $H = 5.15$	$C_5 H_{11} O_9$	$C = 27.8$ $H = 5.11$
$C = 26.89$ $H = 10,42$	$C_5 H_{23} O_8$	$C = 28,4$ $H = 10.9$
$C = 32.25$ $H = 9.9$	$C_6 H_{22} O_8$	$C = 32.4$ $H = 9.9$
$C = 43,44$ $H = 10,03$	$C_{14} H_{40} O_{12}$ ou $C_7 H_{20} O_6$	$C = 42.0$ $H = 10.0$
$C = 75,36$ $H = 13.4$	$C_{18} H_{40} O_2$	$C = 75,0$ $H = 13.88$

et de la résène :

Trouvé	Formule	qui, calculée en %. donne
$C = 44,56$ $H = 11,56$	$C_7 H_{23} O_5$	$C = 44,9$ $H = 12,3$

3. *De baume d'Alep*, comme le prouve la présence *de l'acide halépopini-tolique* [1] :

Trouvé	Formule	qui, calculée en %. donne
$C = 76.29$ $H = 9.8$	$C_{45} H_{21} O_2$	$C = 76.27$ $H = 10.4$

et la formule de *l'acide halépopinolique* [2] :

Trouvé	Formule	qui, calculée en %. donne
$C = 77,29$ $H = 9.8$	$C_{16} H_{24} O_2$	$C = 77.42$ $H = 9.68$

4. *De mastic*, comme le prouvent les formules de *l'acide masticolique* [3] :

Trouvé	Formule	qui, calculée en %. donne
$C = 73.7$ $H = 9.5$	$C_{23} H_{36} O_4$	$C = 73.4$ $H = 9.57$

De l'acide β masticonique [4] :

Trouvé	Formule	qui, calculée en %. donne
$C = 77.36$ $H = 9.3$	$C_{32} H_{48} O_4$	$C = 77.4$ $H = 9.68$

[1], [2] Voir Tschirch, f° 588.
[3], [4] Tschirch. f° 472. et Reutter. *Dissertation*.

De l'acide α masticonique. [1]

	Trouvé	Formule	qui, calculée en %, donne
	$C = 77,63$	$C_{32} H_{48} O_4$	$C = 77,42$
	$H = 9,3$		$H = 9,68$

et de *la masticorésène* [2].

	Trouvé	Formule	qui, calculée en %, donne
	$C = 77,4$	$C_{35} H_{56} O_4$	$C = 77,7$
	$H = 10,08$		$H = 10,3$
	$C = 77,6$	$C_{35} H_{56} O_4$	$C = 77,78$
	$H = 10,0$		$H = 10,3$

5. *D'un copal,* comme le prouvent les formules des acides correspondant à *l'acide kauritique* [3].

	Trouvé	Formule	qui, calculée en %, donne
	$C = 73,05$	$C_{12} H_{20} O_2$	$C = 73,4$
	$H = 10,4$		$H = 10,2$
	$C = 73,3$	$C_{24} H_{40} O_2$	$C = 73,4$
	$H = 10,04$		$H = 10,2$

6. *De l'opoponax,* comme le prouve la formule de la *β Panax résène* [1].

	Trouvé	Formule	qui, calculée en %, donne
	$C = 74,34$	$C_{32} H_{52} O_3$	$C = 74,42$
	$H = 10,02$		$H = 10,08$

d) *D'essence* formée, par comparaison à l'odorat : de *thym,* de *menthe,* de *fenouil,* de *cumin* et de *lavande,* essences dont celles de la *menthe* et du *thym* ont été décelées chimiquement.

e) De parties végétales, provenant probablement des plantes ayant fourni ces essences. Plantes qui furent mélangées aux résines servant à l'embaumement, pour les aromatiser.

f) *D'asphalte,* comme le prouve la présence du soufre.

Les résines, baumes et corps suivants ont donc été décelés chimiquement, soit : le *styrax,* le *mastic,* l'*opoponax,* le *sandaraque,* le *baume d'Alep,* un

---

1. Voir Tschirch, f⁰ˢ 474-474, et Reutter. *Dissertation.*
2. Voir Tschirch, f⁰ 728.
3. Voir Tschirch, f⁰ 388.

ropal, l'*asphalte* et des *parties végétales*. Par contre, les résines suivantes *ne peuvent avoir* été mélangées à la résine de l'embaumement, soit : la gomme ammoniaque, l'ase fétide, le galbanum, la myrrhe, le benjoin, le baume de Gurjun, la térébenthine de Chios, l'aloès.

Pour le Bdellium, il faut attendre, que son analyse chimique ait été entreprise, pour pouvoir en certifier la présence ou l'absence.

CHAPITRE II

Résine carthaginoise N° II.

Cette résine, formée de gros morceaux noir verdâtre, est entourée d'une poudre jaune brunâtre englobant quelques éclats jaunes, que nous ne pouvons pas séparer. Pulvérisés, ils donnent une poudre gris verdâtre d'odeur aromatique, rappelant le *thym*, la *menthe*, le *fenouil*, le *cumin*.

Analysée qualitativement, cette masse résineuse donne les réactions caractéristiques suivantes :

Elles sont *positives*, quant à la présence du *styrax*, de l'*asphalte*, de l'*opoponax*. *Négatives*, quant aux résines provenant des *ombellifères*, au *sandaraque*, au *benjoin*, etc.

Cette résine est un peu soluble dans l'éther de pétrole : très peu soluble dans l'eau : très soluble dans le sulfure de carbone, le chloroforme : en grande partie soluble dans l'alcool méthylique, l'alcool éthylique, l'alcool amylique : très soluble dans le xylol, le toluol, le benzol, l'essence de térébenthine : en partie soluble dans l'ammoniaque et la potasse caustique.

Ses solutions étant acides, nous en prenons son indice d'acidité, qui est compris entre 33,6 et 35,4 : son indice de saponification, entre 73,4 et 73,4 et après quarante-huit heures, entre 110,9 et 111,2.

Cette résine, chauffée avec de l'eau, donne un soluté acide, déposant après refroidissement de petits cristaux, possédant la réaction caractéristique de l'*acide cinnamique*.

Son soluté aqueux, additionné d'alcool, précipite un dépôt blanchâtre qui, oxydé par de l'acide nitrique, forme un corps fondant à 212° comme l'*acide mucilaginique*, preuve que cette résine contient un corps *résineux à gomme*.

Cette masse résineuse, pesant 54 gr., est formée de 49 gr. de morceaux noir verdâtre et de 4,9 gr. de poudre jaune brunâtre, que nous analyserons séparément.

Les gros morceaux résineux paraissent avoir été fondus, tandis que la substance pulvérulente a servi à remplir les interstices.

Pour les analyser, nous suivrons la méthode préconisée par M. le professeur Tschirch, puis celle de la saponification, qui nous a donné jusqu'ici de très bons résultats[1]

I. Poudre jaune brunâtre.

Nous la dissolvons premièrement dans de l'éther, soluté que nous agitons successivement avec des solutions aqueuses de *carbonate d'ammonium*, de *bicarbonate de sodium*, de *carbonate de sodium*, de *bisulfite de sodium* et de *potasse caustique* à 1 $^{0}/_{0}$.

a) Agitations avec du carbonate d'ammonium en solution aqueuse.

Le dépôt ainsi obtenu, soumis à la cristallisation, donne de petits cristaux blancs solubles dans l'eau bouillante, possédant la réaction de l'*acide cinnamique* et fondant à 133. La partie insoluble dans l'eau bouillante se dissout dans l'alcool, soluté qui, versé dans l'eau acidulée, provoque un précipité blanc minime.

b) Agitation avec une solution aqueuse de bicarbonate de soude.

Le petit dépôt cristallin, englobé dans la masse résineuse, est soluble dans l'eau bouillante, soluté donnant les réactions de l'*acide cinnamique* : évaporé, il abandonne un petit résidu cristallin fondant à 133, comme l'*acide cinnamique*.

La partie insoluble dans l'eau bouillante, dissoute dans de l'alcool puis précipitée, fond entre 103,5 et 104,5.

c) Agitation avec une solution aqueuse de carbonate de soude.

Le précipité jaunâtre, soumis à la cristallisation, dépose de petits cristaux blancs, solubles dans l'eau bouillante, qui ne donnent pas la réaction caractéristique de l'acide cinnamique.

Le dépôt résineux, adhérent, insoluble dans l'eau, se dissout dans l'alcool, formant un soluté, que la solution alcoolique d'acétate de plomb précipite en partie. Nous obtenons ainsi un précipité et un filtrate.

1. Le précipité, dissous dans de l'alcool contenant de l'acide sulfurique, donne un soluté qui, versé dans l'eau acidulée, produit une opalescence blanche, trop minime pour être recueillie et analysée.

[1] Voir Tschirch, f° 443.

2. Le filtrate. versé dans de l'eau acidulée produit un précipité blanc. non cristallin. fondant entre 142.5° et 143.5°. se dissolvant dans l'acide sulfurique. qu'il colore en jaune. Soumis à la combustion, on obtient :

pour 0.0717 gr. substance 0,201 gr. CO_2 et 0,0664 gr. H_2O :

Trouvé	Formule	qui, calculée en %, donne
$C = 76.4$	$C_{32} H_{52} O_4$	$C = 76.8$
$H = 10.2$		$H = 10.4$

Formule correspondant à l'*acide boswellinique* [1].

d) Agitation avec une solution aqueuse de bisulfite de sodium.

L'eau. décantée. évaporée, acidifiée par de l'acide sulfurique, puis agitée avec de l'éther, que l'on décante. donne à ce dernier ses aldéhydes. L'éther évaporé, abandonne un petit résidu cristallin. *d'odeur vanillée*. entouré d'une masse résineuse minime. Ce petit résidu se dissout en partie dans l'eau bouillante. qui abandonne de la *vanilline*, fondant à 81°, dont elle possède toutes les réactions caractéristiques.

La partie de ce résidu insoluble dans l'eau. de couleur jaune brunâtre. se dissout dans l'alcool.

Son *odeur aromatique* rappelle. celle du *styrol* et de la *styracine* [2].

e) Agitation avec une solution aqueuse de potasse caustique.

Le petit précipité ainsi obtenu. dépose, soumis à la cristallisation. une masse jaune brunâtre englobant de petits cristaux solubles dans l'eau bouillante. l'éther. l'alcool. fondant à 121°. possédant toutes les caractéristiques de l'*acide benzoïque*.

La partie de ce précipité insoluble dans l'eau bouillante est trop minime pour être analysée.

f) Cet éther ainsi privé de ses acides. évaporé. abandonne un résidu :

1. En partie soluble dans l'alcool, soluté qui, versé dans l'eau acidulée, provoque un précipité blanc fondant à 75.5° comme la *masticorésène* :

2. En partie soluble dans l'alcool méthylique formant un soluté jaune qui. précipité. donne un corps blanc. On obtient. en soumettant ce dernier à la combustion. les résultats suivants:

pour 0,0531 gr. substance 0,1058 gr. CO_2 et 0,0435 gr. H_2O :

Trouvé	Formule	qui, calculée en %, donne
$C = 54,34$	$C_4 H_8 O_2$	$C = 54,5$
$H = 9.2$		$H = 9,0$

Formule non encore déterminée.

[1] Voir Tschirch. f° 412.
[2] Voir Tschirch. f° 288 et suivants.

g) Le reste de la partie éthérée, insoluble dans ces véhicules, est saponifié au bain-Marie pendant quarante-huit heures avec de la potasse caustique alcoolique.

L'éther jaune devient jaune orange, puis rougeâtre, déposant un petit précipité insoluble dans l'éther, l'alcool, soluble dans l'alcool méthylique. Ce soluté, versé dans l'eau acidulée, produit un petit dépôt blanc donnant, soumis à la combustion, les résultats suivants :

pour 0,0565 gr. substance 0,1187 gr. CO_2 et 0,0385 gr. H_2O :

Trouvé	Formule	qui, calculée en %, donne
C = 57,29	$C_{11} H_{18} O_3$	C = 57,3
H = 7,5		H = 7,8

Formule non déterminée.

Les solutions éthérées et alcooliques obtenues par la saponification seront étudiées sous la rubrique : Parties saponifiables.

II. Morceaux noir verdâtre.

Ces morceaux, noir verdâtre, à cassure homogène, luisante, forment, une fois pulvérisés, une poudre gris verdâtre, d'odeur agréable, aromatique, rappelant celle du thym et de la menthe.

Ils se dissolvent en partie : 1) dans l'éther ; 2) dans l'alcool ; 3) dans le chloroforme ; 4) dans le sulfure de carbone. Il reste en outre des parties végétales insolubles.

La solution éthérée, brunâtre, déposant un petit dépôt blanchâtre, est agitée, comme d'habitude, avec des solutions aqueuses *de carbonate d'ammonium, de bicarbonate de sodium, de carbonate de sodium, de bisulfite de sodium* et *de potasse caustique.*

Parties solubles dans l'éther.

a) Agitation avec du carbonate d'ammonium en solution aqueuse.

Le résultat de cette agitation, soumis à la cristallisation, abandonne de petits cristaux blancs, solubles dans l'eau bouillante, entourés d'une mince couche résineuse. Ces cristaux, dont les solutés donnent toutes les réactions de *l'acide cinnamique*, fondent comme lui à 133°.

La partie, insoluble dans l'eau bouillante, soluble dans l'alcool, est trop minime pour être analysée.

b. Agitation avec une solution aqueuse de bicarbonate de sodium.

Le résidu jaune brunâtre, ainsi obtenu, entouré de petits cristaux blancs, solubles dans l'eau bouillante. Ce soluté évaporé dépose, après refroidissement, de petites cristaux fondant à 133°. En solution aqueuse, ils dégagent, chauffés avec une solution aqueuse de permanganate de potasse additionnée d'acide sulfurique qu'ils réduisent, l'odeur caractéristique de *l'aldéhyde benzylique*, donc : *acide cinnamique*.

1. Le résidu insoluble dans l'eau bouillante, en partie soluble dans l'alcool, donne un soluté jaune pâle qui, versé dans l'eau acidulée, produit un précipité blanc fondant à 151°. Ce dernier, soumis à la combustion, donne les résultats suivants :

pour 0,105 gr. substance 0,2946 gr. CO_2 et 0,09913 gr. H_2O :

Trouvé	Formule	qui, calculée en %, donne
$C = 76.5$	$C_{32} H_{52} O_4$	$C = 76.8$
$H = 10.48$		$H = 10.4$

correspondant à *l'acide boswellinique* [1].

2. La partie de ce résidu, insoluble dans l'eau bouillante et l'alcool, se dissout dans l'alcool méthylique, soluté qui, soumis à la cristallisation, dépose des cristaux fondant à 125°. La partie non cristallisable de ce soluté versée dans l'eau acidulée produit un précipité blanc, légèrement jaunâtre, donnant, soumis à la combustion, les résultats suivants :

pour 0,1962 gr. substance 0.5479 gr. CO_2 et 0,0932 gr. H_2O :

Trouvé	Formule	qui, calculée en %, donne
$C = 76.16$	$C_{44} H_9 O_2$	$C = 76.3$
$H = 5.2$		$H = 5.2$

Formule non déterminée.

c. Agitation avec du carbonate de soude aqueux.

La couche résineuse, jaune brunâtre, englobe de nombreux cristaux blancs, solubles dans l'eau bouillante, ne donnant pas les réactions de l'acide cinnamique, mais bien celles de *l'acide benzoïque*. Ces cristaux, fondant à 121°, sont donc de *l'acide benzoïque*.

Le résidu jaunâtre, insoluble dans l'eau bouillante, se dissout en partie dans l'alcool, puis dans l'alcool méthylique.

a. La partie soluble dans l'alcool, se précipite par addition d'une solution alcoolique d'acétate de plomb, en un filtrate et en un précipité.

1. Le filtrate, versé dans l'eau acidulée, produit un petit dépôt blanc, sur lequel surnage une couche résineuse. Le petit dépôt blanc, fondant à 91°, correspondrait à l'acide β *masticonique*.

[1] Voir Tschirch, f° 413.

La couche résineuse dissoute à nouveau dans de l'alcool, est purifiée, puis précipitée. Soumise à la combustion, elle donne les résultats suivants :

pour 0,0946 gr. substance 0,2662 gr. CO_2 et 0,089 gr. H_2O.

Trouvé	Formule	qui, calculée en %, donne
C = 76,74	$C_{32} H_{52} O_4$	C = 76,8
H = 10,45		H = 10,4

Formule correspondant à *l'acide boswellinique* [1].

2. Le précipité, dissous dans de l'alcool, additionné d'acide sulfurique, donne un soluté qui, versé dans l'eau acidulée, produit un fort dépot blanc. Celui-ci, soumis à la cristallisation, forme des cristaux fondant à 200. En les soumettant à la combustion, on obtient les résultats suivants :

pour 0,091 gr. substance 0,2459 gr. CO_2 et 0,0767 gr. H_2O :

Trouvé	Formule	qui, calculée en %, donne
C = 73,6	$C_{23} H_{36} O_4$	C = 73,4
H = 9,36		H = 9,5

Formule correspondant à *l'acide masticolique* [2].

La partie non cristallisable de ce résidu, dissoute dans de l'alcool, reprécipitée, soumise à la combustion donne les résultats suivants :

pour 0,121 gr. substance 0,3448 gr. CO_2 et 0,1034 gr. H_2O :

Trouvé	Formule	qui, calculée en %, donne
C = 77,71	$C_{32} H_{48} O_4$	C = 77,4
H = 9,49		H = 9,6

Formule correspondant à l'acide α masticonique [3].

β' La partie insoluble dans l'alcool est extraite avec de l'alcool méthylique. Nous traitons ce soluté avec de l'acétate de plomb alcoolique, pour obtenir un précipité et un filtrate.

1. Le précipité, dissous dans de l'alcool acidulé d'acide sulfurique, donne un soluté qui, versé dans de l'eau acidulée provoque un précipité blanc. On obtient, en le soumettant à la combustion, les résultats suivants :

pour 0,102 gr. de substance 0,155 gr. CO_2 et 0,098 gr. H_2O :

Trouvé	Formule	qui, calculée en %, donne
C = 41,43	$C_7 H_{24} O_6$	C = 41,17
H = 10,67		H = 11,7

Formule non encore déterminée, mais devant provenir d'un acide résineux ayant subi une oxydation.

2. Le filtrate versé dans l'eau acidulée produit un précipité blanc. Celui-ci,

[1] Voir Tschirch, f⁰ 413.
[2] [3] Voir Tschirch, f⁰ 472, et Reutter, *Dissertation*.

soumis à la cristallisation, dépose de petits cristaux non purifiables. Ce précipité, reprécipité, donne à la combustion les résultats suivants :

pour 0.1640 gr. substance 0.3264 gr. CO_2 et 0,1454 gr. H_2O :

Trouvé	Formule	qui, calculée en $^0/_0$. donne
C — 54.27	$C_4 H_8 O_2$	C = 54,54
H — 9,85		H = 9.9

Formule non déterminée.

d) Agitation avec une solution aqueuse de bisulfite de soude.

On obtient, en décantant la couche aqueuse, en l'évaporant, en l'acidifiant, en l'agitant avec de l'éther, que l'on décante, un soluté qui, évaporé, abandonne de petits cristaux blanc jaunâtre, *d'odeur vanillée*, solubles dans l'eau bouillante. Ces cristaux, fondant à 81°, se colorent en bleu en solution aqueuse par le perchlorure de fer. Une solution alcoolique de ces cristaux se colore en bleu violet, par addition d'acide chlorhydrique contenant du pyrogallol, et en rouge feu, par l'acide chlorhydrique contenant de la phloroglucine.

Ces réactions sont caractéristiques à la *vanilline* provenant probablement du *styrax*.

Le reste de ce dépôt, insoluble dans l'eau bouillante, formant une couche résineuse, semi-liquide, brune jaunâtre, d'odeur aromatique, ne peut être analysé.

e) Agitation avec une solution aqueuse de potasse caustique.

Le petit résidu blanc, en partie soluble dans l'eau bouillante, puis purifié, fond à 121°. Il est formé *d'acide benzoïque* dont il donne les réactions caractéristiques.

La partie, insoluble dans l'eau bouillante, soluble dans l'alcool, forme un soluté jaunâtre, se précipitant en partie, par addition d'une solution alcoolique d'acétate de plomb.

Nous obtenons ainsi, un précipité et un filtrate.

1. Le précipité purifié, soumis à la cristallisation, dépose de petits cristaux blancs, fondant à 128°, comme ceux de l'*acide illurique* : ces cristaux sont englobés dans une masse résineuse, jaune brunâtre, non purifiable, aromatique, qui rappelle, quant à l'odeur, le copahu.

2. Le filtrate, versé dans l'eau acidulée d'acide nitrique, produit un précipité blanc cristallin, qui, soumis à la combustion, donne les résultats suivants :

pour 0.0891 gr. substance 0.2077 gr. CO_2 et 0.0930 gr. H_2O :

Trouvé	Formule	qui, calculée en $^0/_0$. donne
C = 63.56	$C_7 H_{15} O_2$	C — 64.4
H — 11.58		H = 11.4

Formule non encore déterminée.

f) Il se dépose au fond de l'entonnoir à décantation une masse blanchâtre qui, purifiée, soumise à la combustion, donne les résultats suivants :

pour 0.0259 gr. substance 0.0488 gr. CO_2 et 0.0304 H_2O :

Trouvé	Formule	qui. calculée en $^0/_0$, donne
$C = 51.38$	$C_4 H_{12} O_2$	$C = 52.1$
$H = 13.04$		$H = 13.0$

g) L'éther ainsi privé de ses acides, évaporé, abandonne une masse résineuse, en partie soluble dans l'alcool.

Ce soluté, versé dans l'eau acidulée, provoque un précipité blanc jaunâtre qui, soumis à la combustion, donne les résultats suivants :

pour 0.111 gr. substance 0.332 gr. CO_2 et 0,1148 gr. H_2O :

Trouvé	Formule	qui. calculée en $^0/_0$, donne
$C = 81.5$	$C_{14} H_{22} O$	$C = 81.5$
$H = 11.49$		$H = 10.6$

Formule correspondant à l'*olibanorésène* [1].

h) Le reste du résidu insoluble dans l'alcool est saponifié pendant deux fois vingt-quatre heures avec de la potasse caustique alcoolique.

Ce soluté, versé dans l'eau acidulée, provoque la formation d'un précipité blanc jaunâtre en partie soluble dans l'éther, et dans l'alcool. Ces solutés, additionnés à ceux obtenus précédemment, seront étudiés sous la rubrique parties saponifiables.

III. Parties saponifiables.

A. Parties solubles dans l'éther.

Les parties saponifiables, solubles dans l'éther, sont agitées successivement avec des solutions aqueuses de *carbonate d'ammonium*, de *bicarbonate de sodium*, de *carbonate de sodium* et de *potasse caustique*.

a) Agitation avec du carbonate d'ammonium aqueux.
La masse résineuse, ainsi obtenue, entoure de petits cristaux blancs d'*acide cinnamique* solubles dans l'eau bouillante. Dissoute dans de l'acide sulfurique, cette masse colore ce soluté en rouge brunâtre. Une solution de bichro-

[1] Voir Tschirch, f° 445.

male de potasse provoque, dans son soluté alcoolique, un précipité rouge brunâtre : l'acétate de plomb alcoolique un précipité gris brunâtre, réactions caractéristiques aux *tannols*.

On ne parvient pas à purifier cette masse trop minime qui, soumise à la cristallisation, englobe en outre de petits cristaux blancs, insolubles dans l'eau.

b) Agitation avec une solution aqueuse de bicarbonate de sodium.

La masse résineuse très petite englobe de petits cristaux blancs d'*acide cinnamique*, solubles dans l'eau bouillante fondant à 133°.

c) Agitation avec une solution aqueuse de carbonate de soude.

Cette masse résineuse brunâtre, entourant quelques cristaux blancs solubles dans l'eau bouillante, se dissout en partie dans l'alcool, donnant un soluté jaune brunâtre.

Additionné d'acide sulfurique, ce soluté se colore en rouge vif ; chauffé avec de la chaux vive, il provoque la formation d'un précipité blanc. Nous obtenons ainsi, un précipité et un filtrate.

1. Le précipité purifié, soumis à la combustion, donne les résultats suivants :

pour 0,1181 gr. substance 0,3282 gr. CO_2 et 0,1454 gr. H_2O :

Trouvé	Formule	qui, calculée en %, donne
$C = 75,7$	$C_{18} H_{40} O_2$	$C = 75,0$
$H = 13,67$		$H = 13,8$

Formule non encore déterminée.

2. Le filtrate, versé dans de l'eau acidulée d'acide sulfurique, précipite un dépôt blanc qui, soumis à la combustion, donne :

pour 0,0932 gr. substance 0,2129 gr. CO_2 et 0,086 gr. H_2O :

Trouvé	Formule	qui, calculée en %, donne
$C = 62,3$	$C_{16} H_{12} O_2$	$C = 62,06$
$H = 10,2$		$H = 10,3$

Formule non encore déterminée.

La partie de cette masse résineuse insoluble dans l'alcool, se dissout en partie dans l'alcool méthylique, l'éther, solutés qui, évaporés, abandonnent une masse résineuse brunâtre, d'odeur aromatique, englobant de nombreux cristaux blancs que l'on ne parvient pas à isoler.

d) Agitation avec une solution aqueuse de potasse caustique.

Cette masse résineuse, jaune brunâtre, entoure de nombreux cristaux blancs, solubles dans l'eau bouillante, donnant les réactions de l'*acide ben-*

zoïque et fondant comme lui à 121°, acide provenant d'une oxydation du styrol ou de l'acide cinnamique. Le reste de la masse résineuse, d'odeur aromatique, de couleur brunâtre, ne peut être ni purifié, ni analysé.

e) L'éther ainsi privé de ses acides, puis évaporé, abandonne une masse résineuse qui se dissout en partie dans l'alcool, soluté qui, versé dans l'eau acidulée, forme un précipité blanc, minime, sur lequel surnage une couche résineuse adhérente.

Cette couche résineuse, soluble dans l'éther de pétrole, englobe de petits cristaux blancs, que nous cherchons à isoler par la saponification.

N'y parvenant pas, nous extrayons cette masse résineuse par de l'éther de pétrole, soluté qui, évaporé, abandonne un liquide épais, jaune doré, se colorant en rouge vif par l'acide sulfurique. Une petite parcelle de cette masse, dissoute dans du chloroforme, puis agitée avec de l'acide sulfurique, provoque une coloration jaune, en ce qui concerne la couche chloroformique et jaune brunâtre avec fluorescence verdâtre, quant à la couche acide. Donc, réaction positive au *styrol*, dont elle possède la couleur, la consistance, l'odeur. Cette masse jaune dorée, soumise à la combustion, donne les résultats suivants :

pour 0,1235 gr. substance 0. 3714 gr. CO_2 et 0,1265 gr. H_2O :

	Trouvé	Formule	qui, calculée en %, donne
	C = 82,0	$C_{32} H_{56} O_2$	C = 81,3
	H = 11,4		H = 11,9

Formule non déterminée. Ce *styrol* a dû subir une décomposition ou une oxydation lente des temps.

f) Cette masse résineuse, privée de ses acides, de son styrol, dissoute dans l'éther, abandonne par évaporation de ce soluté, un corps résineux jaune brunâtre que nous soumettons à la distillation aux vapeurs d'eau.

g) Au fond de l'entonnoir à décantation, il reste une masse blanche qui, acidulée par de l'acide chlorhydrique, se dissout en majeure partie dans l'alcool. Ce soluté, versé dans de l'eau acidulée, produit la formation d'un dépôt blanc qui, soumis à la combustion, donne pour résultats :

pour 0,0258 gr. substance 0,0482 gr. CO_2 et 0,0318 gr. H_2O :

	Trouvé	Formule	qui, calulée en %, donne
	C = 50,95	$C_4 H_{12} O_2$	C = 52,1
	H = 13,6		H = 13,04

Formule non déterminée.

B. Distillations aux vapeurs d'eau.

a) Nous obtenons dans le matras, une solution aqueuse, surnageant sur la masse résineuse privée de son huile essentielle. Ce soluté aqueux, acidifié, évaporé en partie, se précipite par les solutions de perchlorure de fer en un dépôt jaune grisâtre, de tanin en jaune grisâtre, d'acétate de plomb, en un dépôt blanc, preuves de la présence d'un *corps amer*.

b) L'eau de la distillation, saturée de sel marin, est agitée avec de l'éther. Celui-ci évaporé abandonne une essence jaunâtre, soluble dans l'éther de pétrole, l'éther, essence d'odeur aromatique, rappelant celle du mélange de *thym*, de *menthe*, de *fenouil*, d'*anis*, de *cumin* et de *lavande*.

Sa solution alcoolique se colore, par addition de perchlorure de fer, en brun violacé, et diminue de volume par la lessive de soude.

L'acide sulfurique, en présence d'un peu de sucre, la colore en rouge violacé, tandis qu'en présence d'acide nitrique, elle se colore en vert bleuté en solution d'acide acétique.

Cette essence chauffée en solution chloroformique avec de la soude caustique se colore en rouge violacé.

Ces réactions sont caractéristiques au *thymol* ou à *l'essence de thym*.

Quelques gouttes de cette essence se colorent en rose par l'acide chlorhydrique, additionné d'un petit cristal de chloralhydrate : en solution alcoolique en vert pâle, en présence d'un peu de sucre additionné à l'acide chlorhydrique : ces réactions sont caractéristiques à *l'essence de menthe*.

Cette essence se colore, à chaud, en bleu violacé par le réactif de Millon : en jaune par l'eau de brome. Le chlorure de platine y forme un précipité jaunâtre.

C. Parties résineuses solubles dans l'alcool.

La masse résineuse, ainsi privée de ses acides, de son huile essentielle, est dissoute dans l'alcool. Ce soluté, versé dans de l'eau acidulée, provoque un précipité blanc jaunâtre, en partie soluble dans l'éther de pétrole, l'alcool, puis l'éther.

a) La partie soluble dans l'éther de pétrole, précipitée et purifiée, soumise à la combustion, donne les résultats suivants :

pour 0,1442 gr. substance 0,3928 gr. CO_2 et 0,1291 gr. H_2O :

Trouvé	Formule	qui, calculée en %, donne
C = 74.29	$C_{32} H_{52} O_5$	C = 74.42
H = 9.94		H = 10.08

Formule correspondant à la β *panaxrésène* [1].

[1] Voir Tschirch, f° 388.

b) La partie soluble dans l'alcool, précipitée et purifiée, donne, soumise à la combustion :

pour 0.1177 gr. substance 0.3335 gr. CO_2 et 0.1098 gr. H_2O :

Trouvé	Formule	qui, calculée en %, donne
$C = 77.27$	$C_{35} H_{56} O_4$	$C = 77.78$
$H = 10.36$		$H = 10.37$

Formule correspondant à la *masticorésène* [1].

c) La partie soluble dans l'éther n'étant pas purifiable, nous ne l'analyserons pas.

IV. Parties résineuses insolubles dans l'éther, l'alcool, solubles dans le chloroforme, le sulfure de carbone.

Ce résidu, extrait avec de l'éther de pétrole, pour le priver de son huile essentielle, se dissout, en partie dans le chloroforme, en partie dans le sulfure de carbone.

Ces solutés, évaporés, ne cristallisant pas, abandonnent un dépôt minime, écailleux, d'odeur bitumineuse.

En chauffant ce dépôt avec de l'acide sulfurique, il se produit un dégagement d'acide sulfureux. Fondu avec de la potasse caustique, il se dissout en partie dans l'eau bouillante, soluté qui, additionné d'acide chlorhydrique, dégage des gaz d'hydrogène sulfureux, preuve de la présence du *soufre* contenu dans l'*asphalte*.

V. Parties tout à fait insolubles.

Ces parties végétales proviennent probablement des restes de plantes ayant servi à aromatiser cette masse résineuse.

[1] Voir Tschirch, f° 474, et Reutter. *Dissertation.*

Conclusions.

Ces conclusions furent présentées le 3 novembre 1911 à la demande du Rv^d Père Delattre, par M. Héron de Villefosse, à l'Académie des Inscriptions et Belles-Lettres de Paris, qui les accepta favorablement.

Cette résine, provenant d'un sarcophage de prêtre, qui fut découvert le 26 septembre 1903, est formée de gros morceaux, noir verdâtre, à cassure homogène luisante, d'odeur aromatique, pesant 49 grammes, morceaux auxquels adhère une poudre jaunâtre, pesant 5 grammes. Cette résine ne contient pas de matières anorganiques, en conséquence, les anciens Carthaginois n'ont pas utilisé, pour cet embaumement, le natron, si souvent employé et décrit par les anciens Égyptiens.

1. Nous examinerons premièrement la poudre, quant aux différentes résines, que nous avons pu déceler dans le cours de notre analyse très compliquée. Elle est formée :

a) de *styrax*, comme le prouvent la présence de *l'acide cinnamique*, de la *vanilline*, du *styrol* et de la *styracine*, ainsi que *l'acide benzoïque*, qui s'est formé par oxydation du styrol ou de l'acide cinnamique[1] :

b) de *l'oliban*, comme le prouve *l'acide boswellinique*[2], dont la formule correspond à celle que M. le professeur Tschirch lui a donnée :

Trouvé	Formule	qui, calculée en %, donne
$C = 76,4$	$C_{32}H_{52}O_4$	$C = 76,8$
$H = 10,2$		$H = 10,4$

c) du *mastic*, comme le prouve la *masticorésène*[3] fondant aussi à $74,15°$;

d) de corps non déterminables, contenant beaucoup d'oxygène, provenant d'une oxydation lente des corps résineux pendant les nombreux siècles, qui s'écoulèrent entre le moment de l'embaumement et celui de l'analyse.

---

[1] Voir Tschirch, f° 288.
[2] Voir Tschirch, f° 412.
[3] Voir Tschirch, f° 474-474, et Reutter, *Dissertation*.

Trouvé	Formule	qui, calculée en %, donne
$C = 54,34$	$C_4 H_8 O_2$	$C = 54,5$
$H = 9,1$		$H = 9,0$
$C = 57,29$	$C_{11} H_{18} O_5$	$C = 57,2$
$H = 7,5$		$H = 7,8$

2. Les morceaux noir verdâtre sont formés :

a) de *styrax*[1], comme le prouve l'acide *cinnamique*, la *vanilline*, le *styrol*, la *styracine*, composés provenant du baume du *Liquidambar orientalis*, et *l'acide benzoïque* formé par l'oxydation du styrol.

Le corps oxydé provenant du styrol dont il donne toutes les réactions chimiques, donne, soumis à la combustion, les résultats suivants :

Trouvé	Formule	qui, calculée en %, donne
$C = 82,0$	$C_{32} H_{56} O_2$	$C = 81,3$
$H = 11,4$		$H = 11,9$

Ce styrol a probablement subi une oxydation lente dans le cours des siècles.

b) de *l'oliban*, comme le prouvent les formules de *l'acide boswellinique*[2] :

Trouvé	Formule	qui, calculée en %, donne
$C = 76,5$	$C_{32} H_{52} O_4$	$C = 76,8$
$H = 10,48$		$H = 10,4$
$C = 76,74$	$C_{32} H_{52} O_4$	$C = 76,8$
$H = 10,45$		$H = 10,4$

et de *l'olibanorésène*[3] :

Trouvé	Formule	qui, calculée en %, donne
$C = 81,5$	$C_{14} H_{22} O$	$C = 81,5$
$H = 11,49$		$H = 10,6$

Si nous chauffons cette résine avec de l'eau à 20°, pendant 24 heures, puis que nous la filtrions, nous obtenons dans le filtrate, par addition d'alcool, un petit précipité blanc, provenant de l'oliban, qui oxydé donne de l'acide mucilaginique fondant à 212°.

c) de *mastic*, comme le prouvent les combustions suivantes :

Trouvé	Formule	qui, calculée en %, donne
$C = 73,6$	$C_{23} H_{36} O_4$	$C = 73,4$
$H = 9,36$		$H = 9,5$

Formule correspondant à *l'acide α masticolique*[4].

[1] Voir Tschirch, f° 288
[2] Voir Tschirch, f° 413.
[3] Voir Tschirch, f° 415.
[4] Voir Tschirch, 471-474, et Reutter. *Dissertation.*

Trouvé	Formule	qui, calculée en %, donne
$C = 77,71$	$C_{32} H_{48} O_4$	$C = 77,4$
$H = 9,49$		$H = 9,7$

Formule correspondant à *l'acide α masticonique*[1]. et

Trouvé	Formule	qui, calculée en %, donne
$C = 77,27$	$C_{35} H_{56} O_4$	$C = 77,78$
$H = 10,36$		$H = 10,37$

Formule correspondant à celle de la *masticorésène*[2].

d) de *l'opoponax*. comme le prouve la formule obtenue par combustion correspondant avec celle de la *β panaxrésène*[3] :

Trouvé	Formule	qui, calculée en %, donne
$C = 74,29$	$C_{32} H_{52} O_5$	$C = 74,42$
$H = 9,94$		$H = 10,08$

e) de *l'asphalte* qui. fondue avec de la potasse caustique, donne un composé dégageant. lorsqu'on l'additionne d'acide chlorhydrique, de l'hydrogène sulfureux, réduisant les sels d'argent, preuve de la présence du soufre :

f) de corps dont les formules n'ont pas encore été déterminées chimiquement parlant, soit que ces résines aient disparu, soit que l'analyse n'en ait pas encore été entreprise. ou que, par oxydation des corps résineux, leurs formules ne concordent plus avec celles que M. le Prof. Tschirch et ses élèves décelèrent pour les acides résineux et les résènes.

Trouvé	Formule	qui, calculée en %, donne
$C = 76.16$	$C_{41} H_9 O_2$	$C = 76,3$
$H = 5.2$		$H = 5.2$
$C = 44.43$	$C_7 H_{24} O_6$	$C = 44.17$
$H = 10.67$		$H = 44.7$
$C = 54.27$	$C_4 H_8 O_2$	$C = 54.54$
$H = 9.85$		$H = 9.9$
$C = 63.56$	$C_7 H_{15} O_2$	$C = 64.4$
$H = 11.58$		$H = 11,4$
$C = 75,7$	$C_{18} H_{40} O_2$	$C = 75,0$
$H = 13.67$		$H = 13,84$
$C = 62,3$	$C_{46} H_{12} O_2$	$C = 62,06$
$H = 10,2$		$H = 10,3$
$C = 50.9$	$C_4 H_{12} O_2$	$C = 52.1$
$H = 13,6$		$H = 13,04$

[1,2] Voir Tschirch. fos 471-474, et Reutter, *Dissertation*.
[3] Voir Tschirch, fo 388.

g) de *parties végétales* provenant des plantes ayant servi à aromatiser ces résines :

h) d'essences, dont celles de *menthe* et de *thym,* donnent les réactions caractéristiques, outre la lavande, le fenouil, le cumin, que nous décelons, par comparaison en mélangeant ces diverses essences.

Nous concluons donc à la présence du *styrax,* de *l'oliban,* du *mastic,* de *l'opoponax,* de *l'asphalte,* qui, mélangés, ont servi à composer cette résine. Toutes les réactions des drogues suivantes sont négatives : soit la gomme ammoniaque, le galbanum, l'ase fétide, la myrrhe, le benjoin, la térébenthine, le baume de Gurjun, l'aloès, etc.

QUATRIÈME PARTIE

Analyses concernant quelques résines provenant d'urnes romaines, découvertes à Carthage, ainsi que d'un morceau d'ambre, trouvé dans un sarcophage carthaginois.

CHAPITRE PREMIER

Analyses du contenu de l'amphore romaine A découverte à Carthage.

Les amphores romaines découvertes en 1907 par le Père Delattre, près des anciens ports de Carthage, sont placées contre une paroi verticale regardant Sidi-ben-Said, à 37 mètres de distance de la pointe du rocher. Elles sont disposées par lignes horizontales, une trentaine, en retrait sur l'inférieure dans le sens de la montée. (Voir fig., page 124.)

Ces amphores, 2000 environ, brisées et remplies de terre pour la plupart, tombent en morceaux lorsqu'on les touche ; elles sont généralement en argile rouge ou noir, parfois blanc, recouvert de quelques lettres, voire de noms entiers ou de marques spéciales ou d'estampilles[1].

Le Révérend Père Delattre, des Pères Blancs, correspondant de l'Institut de France, m'ayant demandé d'analyser le contenu de deux de ces amphores, en voici les résultats.

Le contenu de l'amphore A est formé de morceaux granuleux et de poussière blanchâtre mélangée à des parcelles d'argile rouge. Son odeur est nulle, sa saveur fadasse. Nous nous trouvons en présence d'un sel anorganique, en petite partie soluble dans l'eau froide, en grande partie soluble dans l'eau bouillante, presque tout à fait soluble dans l'eau bouillante acidulée.

A l'analyse, nous décelons dans la partie soluble dans l'eau bouillante, des *chlorures*, des *sulfates*, des *phosphates* et des *nitrates de potassium*, de *sodium*, de *magnésium*, d'un peu d'*ammonium* et de *calcium*.

Dans la partie soluble dans l'eau bouillante acidulée, nous constatons la présence de l'*acide borique* qui se dépose, après refroidissement, sous forme

[1] Extrait du *Bulletin archéologique de Sousse*, Ier semestre 1907, par le Révérend Père Delattre.

de paillettes blanches, dont elles donnent toutes les réactions chimiques : puis des *sulfates*, des *carbonates*, des *nitrates*, des *phosphates de calcium*, de *magnésium*, *d'aluminium*, des traces de *fer*, *d'arsenic*, de *plomb*.

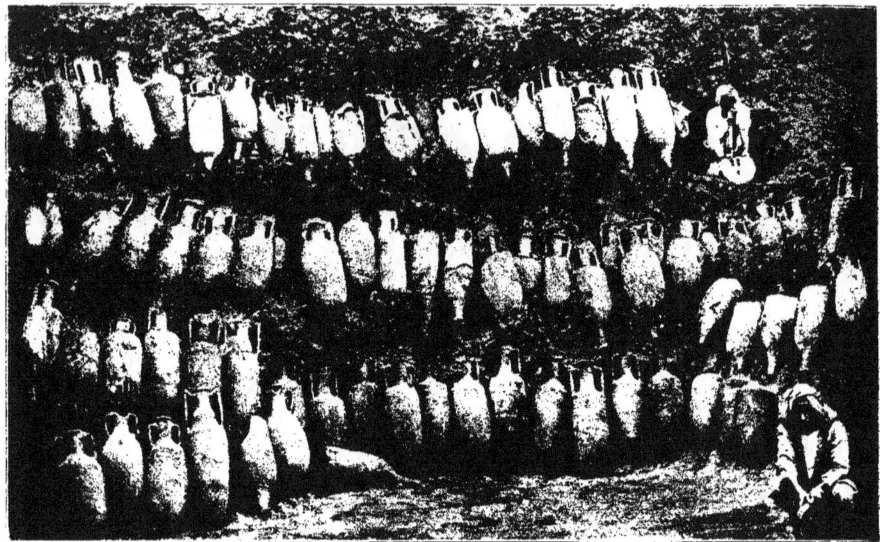

Le mur aux amphores, à Carthage.

Dans la partie insoluble dans l'eau acidulée, nous trouvons de l'*argile rouge* insoluble et des composés de *fluorsilicates*, puis des *silicates d'aluminium*, de *calcium*, de *magnésium*, de *potassium*, recelant des traces d'*arsenic*, de *fer*, de *plomb*, de *bismuth* et de *zinc*.

Nous pouvons donc conclure à la présence d'une composition naturelle de *boracit* non purifié, mélangé à du sable, à des détritus minéraux et à des morceaux provenant des amphores.

CHAPITRE II

Analyse du contenu de l'amphore D.

Le contenu de l'amphore romaine D, que le Père Delattre m'envoya pour l'analyse, est formé d'une substance organique, rouge brunâtre, d'odeur particulière, et de matières anorganiques. Celles-ci proviennent en grande partie d'impuretés tombées dans le vase, lors des fouilles, outre des petites parcelles de bois et des débris d'amphore.

Cette masse rouge brunâtre, pesant 20 grammes, se dissout en partie dans l'eau : sa réaction est acide.

I. Partie soluble dans l'eau.

Cette eau acidulée, analysée, contient des *chlorures*, des *sulfates* et *sulfites*, des *phosphates*, des *carbonates*, des *tartrates* et des *acétates* de *potassium*, de *sodium* et de *calcium*, outre des traces de fer, puis un peu d'acide cinnamique.

Elle fait dévier le champ optique du polarimètre, et réduit à chaud une solution de Fehling, preuve qu'elle contient du *sucre* qui s'y trouve à raison de 1,4 gramme ‰.

Ce sucre, les tartrates, les acétates de potassium, proviennent probablement d'un résidu vineux qui, desséché, se conserva grâce aux substances résineuses, que nous y décelons. Cette eau, additionnée d'alcool, donne un précipité blanc qui, évaporé, s'oxyde par l'acide nitrique, donnant de l'*acide mucilaginique* (Schleimsäure) fondant entre 211 et 212°. Nous nous trouvons donc en présence d'une *gomme résineuse*.

La plus grande partie de cette masse, ne se dissolvant pas dans l'eau acidulée, nous la *dissolvons* dans de l'éther, puis dans de l'alcool, et obtenons des solutés clairs, jaune brunâtre.

II. Parties solubles dans l'éther.

Ces solutions éthérées agitées, comme nous l'avons fait dans nos précédents travaux, avec des solutions aqueuses de *carbonate d'ammoniaque*, de *carbonate de sodium*, de *bisulfite de sodium* et de *potasse caustique*, nous permettent de déceler la présence de l'*acide cinnamique*. Celui-ci réduit à chaud en présence d'acide sulfurique une solution de permanganate de potasse, tout en dégageant l'odeur d'aldéhyde benzylique. Nous déterminons aussi la *vanilline*, qui se reconnaît à son odeur agréable. Elle s'y trouve en trop petite quantité pour entreprendre les réactions chimiques caractéristiques à ce corps, ou en prendre le point de fusion.

Les *acides résineux*, jaune brunâtre, que nous ne pouvons purifier, s'obtiennent *lors des agitations avec du carbonate d'ammonium et du carbonate de sodium :* une partie de ces acides est soluble dans l'alcool, l'autre dans l'alcool méthylique.

Le reste de la solution éthérée, ainsi privée de ses acides, est évaporée : son résidu se dissout en partie dans l'alcool. Cette solution alcoolique, versée dans de l'eau acidulée, y provoque un précipité blanc, qui devient jaunâtre à l'air. Analysé, ce précipité donne, soumis à la combustion, les résultats suivants :

pour 0.123 gr. de substance, 0,3464 gr. CO_2 et 0,0963 gr. H_2O :

Trouvé	Formule	qui, calculée en %, donne
$C = 76.8$	$C_{29}H_{40}O_4$	$C = 76.99$
$H = 8.7$		$H = 8,85$

correspondant à la *Heeraborésène*[1], qui ne se dissout pas dans l'éther de pétrole et fond à 97.5°.

III. Parties saponifiables.

Le reste de la solution éthérée, ne se dissolvant pas dans l'alcool, est soumis à la saponification avec la partie de cette résine insoluble dans l'éther, préalablement privée de son huile essentielle au moyen d'éther de pétrole. Cette *huile essentielle*, de couleur jaune paille, d'odeur particulière, dépose de petits cristaux blancs.

a) Soluté éthéré. Le précipité de la saponification est en partie soluble dans l'éther, l'alcool, nous obtenons ainsi, *en agitant le soluté éthéré avec les*

[1] Voir Tschirch, f° 400.

diverses solutions aqueuses, alcalines usuelles, des acides en partie solubles dans l'alcool, en partie solubles dans l'alcool méthylique et dans l'éther. Nous ne pouvons les purifier, vu leur adhérence au filtre et leur couleur jaunâtre.

Cette couleur provient probablement de l'huile essentielle, que nous n'avons pu extraire entièrement. Ces acides, soumis à la cristallisation, contiennent de petits cristaux blancs, en partie insolubles dans l'eau bouillante, impurifiables, outre de *l'acide cinnamique* et *benzoïque* fondant à 133° et 121°.

Cette solution éthérée, privée de ses acides, est évaporée ; son résidu se dissout en partie dans l'alcool. Cette solution alcoolique versée dans l'eau acidulée provoque un précipité jaunâtre, adhérent au filtre. Il se dissout en partie dans l'éther de pétrole, laissant, après évaporation de ce soluté, un corps semi-liquide jaune doré, d'odeur aromatique, ayant toutes les caractéristiques du *styrol*. Ses solutions ne se précipitent pas par le perchlorure de fer, mais colorent en solution chloroformique additionnée d'acide sulfurique la couche chloroformique en rouge jaunâtre et la couche acide en rouge avec fluorescence verdâtre.

b) Soluté alcoolique. Le reste de la partie saponifiable insoluble dans l'éther et l'éther de pétrole, se dissout en partie dans l'alcool qui, versé dans l'eau acidulée, provoque un précipité jaunâtre.

Ses solutions alcooliques donnent, avec le perchlorure de fer en solution, un petit précipité rouge brunâtre ; avec une solution de bichromate de potasse, un précipité jaunâtre ; avec une solution alcoolique d'acétate de plomb, un petit précipité jaune blanchâtre, et chauffées avec de la potasse caustique alcoolique, un petit précipité blanc jaunâtre.

IV. Partie soluble dans le chloroforme.

La masse résineuse ne se dissolvant pas entièrement dans l'éther, ni dans l'alcool, même après saponification, nous la dissolvons dans du chloroforme. Ce soluté évaporé abandonne une masse, noirâtre, contenant du *soufre*, comme le prouve le développement d'acide sulfureux, obtenu, lorsque nous versons de l'acide chlorhydrique sur ce corps résineux, fondu avec de la potasse caustique. *Asphalte.*

V. Détritus végétaux.

Quant aux détritus végétaux, nous ne pouvons en déterminer la provenance : ils appartiennent tous aux dicotylédones et probablement au *liqui-*

dambar orientalis, arbre fournissant le *styrax*, dont la présence a été décelée par les réactions caractéristiques de l'acide cinnamique, du styrol et de la vanilline.

Conclusions.

Comme nous l'avions prévu dans les analyses qualitatives de cette résine, cette masse résineuse ne contient pas de benjoin, d'oliban, de mastic, d'opoponax, de gomme ammoniaque, de galbanum, d'ase fétide, d'euphorbe, de copal, de sandarac, car aucune de leurs réactions caractéristiques n'est positive. Ces résines eussent, lors des agitations, donné des acides résineux blancs, purifiables pour la plupart.

Le baume de Gurjun ne peut, non plus, avoir été utilisé pour la préparation de ce résidu vineux, l'essence obtenue n'étant pas fluorescente. Il ne nous reste donc que le *baume d'Illurie* et le *baume de copahu africain*.

Résumant nos résultats, nous pouvons donc conclure à la présence d'un *vin* mélangé à du *styrax*, à de *l'asphalte* et à un *corps résineux* qui a dû remplacer l'oliban, le mastic qui, selon les anciens papyrus égyptiens, étaient utilisés pour la préparation de l'extrait liquide surfin du styrax. [1]

Ils remplacèrent ces corps par de *la myrrhe*, comme le prouve la *résène*, que nous avons décelée, lors des agitations, soit l'*heeraborésène* [2] fondant à $97.5°$ et donnant à la combustion les résultats suivants :

Trouvé	Formule	qui, calculée en $^0/_0$, donne :
$C = 76,8$	$C_{29}H_{40}O_4$	$C = 76,99$
$H = 8.7$		$H = 8,87$

[1] Voir Maspéro, *Recueil des travaux relatifs à la philologie et à l'archéologie égyptienne et assyrienne.* Fo 131. Paris, 1894.
[2] Tschirch, fo 400.

CHAPITRE III

Morceau résineux trouvé à Carthage.

M. de Mullinen, de Berne, ayant remis le 30 septembre 1911, à M. le professeur Tschirch, une résine provenant d'un sarcophage carthaginois, celui-ci me chargea d'en faire l'analyse.

Cette résine, de couleur jaune brunâtre à l'extérieur, transparente par place, pèse 12 grammes.

Elle est formée à première vue d'un corps homogène, mais concassée, la couche friable externe, entoure des morceaux de couleur jaune paille, transparents, brillants, très durs, difficiles à pulvériser.

Son point de fusion est à 353°.

Son indice d'acidité est compris entre 32.3 et 32.4.

Son indice d'acidité à chaud entre 60.9 et 61.2.

Son indice de saponification entre 86.7 et 88.3.

Pulvérisée, elle forme une poudre jaunâtre d'odeur aromatique.

Elle est pour $\frac{1}{3}$ soluble dans l'éther, pour $\frac{1}{4}$ dans l'alcool, pour $\frac{1}{3}$ dans l'éther de pétrole, pour $\frac{1}{5}$ dans l'alcool méthylique. Très soluble dans le benzol et dans le chloroforme où elle dépose de petits cristaux transparents.

Elle est en partie soluble dans l'ammoniaque et la potasse caustique. Cette résine, fondue avec de la potasse caustique dégage des vapeurs d'odeur térébenthinée, et forme un corps blanc-grisâtre en partie soluble dans l'eau.

Ce soluté additionné d'acide chlorhydrique dégage des gaz d'hydrogène sulfureux, preuve de la présence du *soufre*.

Sublimée entre deux verres de montre, elle dépose sur le verre supérieur des gouttelettes d'huile essentielle, entourant de petits cristaux solubles dans l'eau bouillante, tout en dégageant des vapeurs blanchâtres d'odeur aromatique térébenthinée et menthée.

Nous soumettons 10 grammes de cette résine à la distillation aux vapeurs d'eau, en ayant soin de l'additionner de potasse caustique. On obtient ainsi :

1. *Un distillat incolore* sur lequel surnagent de petits cristaux que l'on agite, après saturation avec du sel marin, avec de l'éther de pétrole. Ce dernier soluté, distillé, abandonne un petit dépôt cristallin, d'odeur aromatique menthée, fondant à 185°, et qui, soumis à la combustion, donne les résultats suivants :

pour 0.0856 gr. de substance, 0.2445 gr. CO_2 et 0.0879 gr. H_2O :

Trouvé	Formule	qui, calculée en %, donne
C = 77.89	$C_{10} H_{18} O$	C = 77.92
H = 11.4		H = 11.68

Formule correspondant au *bornéol* décrite dans l'analyse de l'ambre [1].

2. *Une solution aqueuse* contenue dans le matras, surnageant sur la couche résineuse. Cette eau, filtrée, évaporée, acidifiée, dépose de petits cristaux jaunâtres, solubles dans l'eau bouillante, fondant à 183°.

3. Une masse résineuse, en partie soluble dans l'alcool.

Ce soluté alcoolique, additionné d'acide sulfurique, précipite de petits cristaux blancs dont on ne parvient pas à entreprendre l'analyse. Le reste de cette masse résineuse se dissout en petite partie dans l'éther, l'alcool amylique, etc.

Saponifiée avec de la potasse caustique alcoolique on obtient :

1. Une solution alcoolique, qui, versée dans de l'eau acidulée, forme un précipité jaunâtre.

2. L'eau étant jaunâtre, évaporée, acidifiée, abandonne un dépôt cristallin fondant à 181°, soluble dans l'eau bouillante, qui soumis à la combustion donne :

pour 0.134 gr. de substance 0.1989 gr. CO_2 et 0,0644 gr. H_2O :

Trouvé	Formule	qui, calculée en %, donne
C = 40.4	$C_4 H_6 O_4$	C = 40.68
H = 5.3		H = 5.08

Formule correspondant à l'*acide succinique* [2].

b) La masse résineuse, non saponifiable, insoluble dans l'alcool se dissout :

1. En partie dans l'alcool additionné d'éther. Ce soluté évaporé, abandonne un corps résineux blanc qui soumis à la combustion donne :

pour 0.2111 gr. de substance, 0.6208 gr. CO_2 et 0,2108 gr. H_2O :

Trouvé	Formule	qui, calculée en %, donne
C = 80,2	$C_{42} H_{20} O$	C = 80.00
H = 11,05		H = 11,11

Formule correspondant au *succinorésinol* [3].

---

[1] Voir Tschirch, f° 742.
[2], [3] Voir Tschirch, f° 746.

2. En partie dans le chloroforme et le benzol, solutés évaporés, abandonnant un corps résineux, qui combusté donne les résultats suivants :

pour 0,121 gr. de substance, 0,274 gr. CO_2 et 0,1034 gr. H_2O :

Trouvé	Formule	qui, calculée en % donne
$C = 61,07$	$C_{47} H_{35} O_5$	$C = 63,9$
$H = 9,49$		$H = 10,9$

Nous pouvons donc conclure par la présence de *l'acide succinique*, du *bornéol*, du *succinorésinol*, que le corps résineux analysé est de *l'ambre*.

CINQUIÈME PARTIE

L'embaumement à travers les âges et son but.

Notre étude relative aux diverses résines provenant des sarcophages étant terminée, nous résumerons l'histoire de l'embaumement à travers les âges, et prouverons que la coutume de la conservation des corps, loin d'être démodée, peut avoir son utilité et son droit à l'existence, encore dans le XXe siècle.

Nous diviserons cette étude comme suit :

Chap.   I. L'embaumement aux diverses époques antérieures à l'ère chrétienne.

»   II. L'embaumement pendant le moyen-âge et les premiers siècles de l'histoire moderne.

»   III. L'embaumement à l'époque moderne.

»   IV. L'embaumement au XXe siècle.

CHAPITRE PREMIER

L'embaumement avant l'ère chrétienne.

Cette période si intéressante que nous étudions à des points de vue divers, historique, géographique et archéologique, nous transmit beaucoup de procédés dont nous cherchons en vain, pour quelques-uns du moins, à résoudre les mystères. Que de vies humaines ont été sacrifiées pour arriver à connaître tel ou tel problème toujours nouveau, mais non encore résolu !

Ces momies que nos savants mettent au jour, ces tombeaux qui subsistent encore au milieu de tant de ruines, ces pyramides colossales qui font notre admiration, nous enseignent non seulement l'histoire, la persévérance, l'amour de l'art, du grand et du beau chez les peuples qui nous ont précédés, mais aussi la vénération profonde, qu'ils professaient pour les êtres aimés que la mort leur avait ravis, avec qui ils avaient vécu les heures de bonheur, de tristesse et d'épreuve.

Dans ces vestiges d'un passé si brillant à tant de points de vue, l'homme doit non seulement admirer, mais aussi comprendre et sentir la *pensée profonde*, qui poussait les Anciens à sacrifier leur temps, leur argent, leur vie, à la construction d'édifices, de monuments, de chambres funéraires, destinés aux morts, en consacrant le respect de la famille, de la religion et du souvenir.

Pensée grandiose, qui se traduisait par des actes, non seulement chez les Égyptiens, les Carthaginois, les Samoens, les Guanches, mais aussi chez les Indiens de l'Amérique Centrale, particulièrement chez les Incas, qui, ainsi que le prouvent les momies retrouvées dans leurs tombeaux, pratiquaient l'embaumement, afin de conserver intact, dans une pensée d'amour, de piété filiale et de reconnaissance, le corps du cher disparu, pour qu'au jour de la résurrection, son esprit pût retrouver sa dépouille mortelle en parfait état de conservation.

Eux aussi croyaient à une vie nouvelle où tout serait joie et félicité.

C'est pour ces raisons, que les peuples mentionnés ci-haut, pratiquaient l'embaumement permanent, tandis que les Juifs, les Grecs et les Romains recouraient à l'embaumement temporaire.

A. L'embaumement permanent.

1. Chez les Égyptiens.

Ayant déjà énuméré, au commencement de ce travail, les raisons pour lesquelles ce peuple recourait à l'embaumement des corps, la manière de le pratiquer, le but poursuivi, nous n'y reviendrons pas. Par contre, certains savants ayant émis diverses opinions, concernant les raisons qui poussaient les Égyptiens à conserver ainsi leurs cadavres, nous devons énoncer ici succinctement leur manière de voir.

Cassien prétend, que cette méthode de conservation des corps, avait été instituée par les Égyptiens, qui ne pouvaient en temps d'inondation recourir à l'inhumation.

Hérodote la présente, comme un moyen de soustraire les cadavres à la voracité des animaux féroces.

Diodore de Sicile l'explique par la piété filiale et le respect des morts.

De Maillet, dans sa X^e lettre, la rapporte à des motifs religieux : les populations égyptiennes croyant qu'après trois ou quatre mille ans, l'univers aurait subi une grande révolution, et que les âmes retourneraient au corps qu'elles avaient habité, pour les rendre immortels.

Volney et Parisot voyaient en cette coutume une mesure d'hygiène, pour lutter et combattre la peste et les maladies infectieuses, qu'engendre la putréfaction des cadavres.

Aucune de ces raisons, à l'exception de celles qui sont fondées sur la religion, n'eût cependant pu pousser un peuple entier, à sacrifier son temps, sa tranquillité, à dépenser des sommes considérables, pour conserver des corps, qui, de par les lois de la nature, devaient naturellement se putréfier pour devenir poussière.

Ainsi que nous l'avons dit précédemment, ce furent les prêtres qui imaginèrent et perfectionnèrent cette coutume de l'embaumement, afin de seconder l'œuvre du climat, climat et air secs, sables arides, durcissant et desséchant les chairs, exposées aux intempéries du temps ou enfouies dans le terrain mouvant.

Les voyageurs, qui parcourent ces immenses solitudes, ces vastes régions parsemées d'oasis, sont frappés de rencontrer, de ci, de là, des corps humains ou d'animaux desséchés, voire même momifiés en parfait état de conservation. Ces corps ont été ensevelis sous les immenses vagues de sable que le sirocco soulève et meut.

Profitant de ces conditions climatériques spéciales, les Égyptiens primitifs se contentèrent probablement d'enfouir les cadavres dans le sable, puis ensuite, afin de mieux en assurer la dessication, ils ajoutèrent l'art à la nature, et construisirent des tombeaux, pour les préserver des atteintes des bêtes féroces.

Poussés par leurs prêtres, ils imaginèrent les théories du double, de l'âme voltigeant au dessus des sarcophages et des nécropoles, afin de donner plus d'éclat, de grandeur, de faste, à cette coutume de la conservation des corps.

Telles sont les causes probables, telle est l'origine presque certaine de l'embaumement chez les Égyptiens, venus des côtes orientales de la mer Rouge.[1]

Par leurs procédés d'embaumement, les Égyptiens accomplissaient donc deux actes principaux :

1. Dessécher le corps en le privant de ses liquides, de ses matières grasses, à l'aide du natron, du climat, et par l'enlèvement des intestins.

2. Prévenir la destruction par l'humidité et le contact de l'air, des corps ainsi desséchés, à l'aide de bandelettes imprégnées de matières résineuses et balsamiques, éloigner les insectes qui eussent pu déposer leurs œufs et donner naissance à des larves, néfastes à la conservation des tissus organiques.

Ainsi, six mille ans avant nous, les Égyptiens avaient trouvé les moyens pratiques de l'embaumement, qui sont conformes sous tous les points de vue aux théories et aux exigences de la science moderne.

2. Chez les Carthaginois.

Un des peuples anciens, qui joua à son heure dans l'histoire mondiale un rôle prépondérant, fut sans contredit celui des Phéniciens. La ville de Carthage, on le sait, était devenue la métropole de leur vaste empire.

Ce peuple, en relations commerciales continuelles avec l'Égypte, avait fini par s'en assimiler la civilisation, au point d'adorer certains de ses dieux, et d'accepter beaucoup de ses idées et de ses conceptions quant à la vie future.

Ces raisons les poussèrent à pratiquer l'art de l'embaumement, à sculpter sur leurs sarcophages les traits du défunt, pour que son âme pût, après diverses évolutions, retrouver son double.

[1] Voir D' Parcelly, *Etude historique et critique des embaumements*. Paris, 1890.

Ainsi que nous l'avons dit précédemment, leurs caveaux ou chambres funéraires, pour la plupart non dallés, creusés dans le roc, communiquaient avec l'extérieur par des cheminées. Ils construisaient au-dessus de celles-ci des mastabas ou monuments, devant être utilisés, de même que chez les Égyptiens, comme lieux d'offrandes, de prières et de recueillement.

Les inscriptions des chambres funéraires mêmes sont écrites en hiéroglyphes, leurs sarcophages renferment des scarabées, portant des invocations aux dieux Égyptiens Phtah, Bès Râ, etc.

Mais il faut encore attendre, pour arriver à la connaissance parfaite de leurs us et coutumes, de leur religion, que le Rév. Père Delattre ait réussi à explorer d'autres nécropoles, à mettre à jour d'autres chambres funéraires, à étudier le contenu d'autres sarcophages, qui renferment peut-être bien des choses intéressantes concernant l'histoire, la religion, les mœurs de ce peuple, dont on a tant de peine à reconstituer la vie.

3. Chez les Guanches des Canaries.

Sous le règne du Pharaon Néchao de la XIVme dynastie, la flotte égyptienne entreprit la circumnavigation de l'Afrique. Partie de la mer Rouge, elle longea les côtes du continent noir, doubla le Cap de Bonne Espérance, remonta le littoral africain occidental, passa le détroit de Gibraltar pour retourner à son point de départ par la Méditerranée, après avoir probablement fait relâche aux Iles Canaries, que les vaisseaux marchands visitaient déjà.

Sans cela, comment expliquer que les Guanches aient pratiqué l'art de l'embaumement, comme le prouvent les momies bien conservées, que l'on retrouve dans leurs îles habitées par des populations pauvres et sauvages. Les Guanches, dépourvus de culture artistique, n'eussent pu eux-mêmes arriver à pratiquer cet art de façon à conserver en si parfait état leurs cadavres. Cette coutume se répandit si rapidement parmi eux, qu'elle devint même nationale.

Ils remplaçaient le natron, qu'ils ne connaissaient ni ne possédaient, par la dessication lente, plaçant à cet effet leurs cadavres pendant quinze jours dans des étuves *ad hoc*.

Le Dr Parcelly croit pouvoir indiquer plusieurs raisons à ce respect des morts: l'amour, la tendresse, la piété, la vénération familiales. D'après M. *Bory de Saint Vincent*[1], les Guanches conservaient les restes de leurs parents et amis, n'épargnant rien pour les soustraire à la corruption. Les corps étaient enveloppés dans des peaux de chèvre, souvent dépouillées de leur poil.

Les procédés usités pour l'embaumement des momies dénommées Xaxos, sont actuellement à peu près perdus et inconnus.

[1] Travail sur les Iles Fortunées, 1811, f° 54.

Quelques écrivains nous ont cependant laissé à ce sujet diverses données, qui ne sont peut-être pas plus exactes, que celles qu'Hérodote nous a transmises sur l'embaumement en Égypte.

Chez les Guanches, les embaumeurs étaient toujours des sujets abjects. Hommes ou femmes, remplissaient ces fonctions, suivant le sexe du mort : ils étaient bien payés, mais on s'avilissait en les fréquentant : et tous ceux, qui s'occupaient de la préparation des Xaxos, vivaient retirés, solitaires et cachés à tous les regards.

C'est donc mal à propos, que *Sprats* a avancé que les embaumements eussent été confiés à une tribu de prêtres, qui en faisaient un mystère sacré, et que ce secret se soit perdu avec eux.

Quand on avait besoin du ministère des embaumeurs, on leur apportait le cadavre à conserver, puis on se retirait, pour ne revenir que plus tard le chercher.

On distinguait chez eux deux modes de conservation, variant selon le prix que l'on payait.

Pour les morts appartenant à des familles riches et aisées, les embaumeurs étendaient le cadavre sur une table de pierre : l'opérateur, à l'aide d'un caillou effilé, taillé en forme de couteau dénommé « Tabona », pratiquait une ouverture au bas-ventre, dont on retirait les viscères et les intestins.

D'autres opérateurs les lavaient, et les replaçaient à l'intérieur du corps, après avoir nettoyé les cavités abdominales. Le reste du corps était aussi lavé, principalement les parties délicates, les yeux, l'intérieur de la bouche, les oreilles, les doigts, avec de l'eau fraîche, dans laquelle on faisait préalablement dissoudre le plus de sel possible. Les orifices du nez, de la bouche, des yeux, dit M. *Jouannet* [1], étaient parfois remplis de bitume, comme la coutume égyptienne l'exigeait aussi.

Après qu'on eût rempli les grandes cavités de plantes aromatiques, le cadavre était exposé, soit aux rayons du soleil, soit dans des étuves chauffées, pour en faciliter la dessication.

Pendant cette opération, d'autres embaumeurs enduisaient fréquemment le corps d'une espèce d'onguent, préparé avec certaines graisses, de la poudre de plantes odoriférantes, de la résine, de la pierre ponce et de matières absorbantes.

Feuillé croit, que ces onctions se préparaient avec une espèce de baume végétal mélangé à des substances dessicatrices, telles que la résine de *larix* ou de *mélèze*, et des feuilles de grenadier, etc.

Le quinzième jour, l'embaumement étant terminé, la momie ainsi desséchée était reprise par les parents, qui la cousaient dans les peaux que le

[1] Voir Gannal. *Histoire des embaumements.*

défunt avait lui-même préparées à cet effet, puis ils célébraient les obsèques aussi magnifiquement que possible.

L'autre manière de pratiquer l'embaumement était moins dispendieuse.

Elle consistait à faire sécher les cadavres au soleil, après leur avoir injecté dans le ventre une liqueur corrosive, que le Dr *Parcelly* croit être du suc d'euphorbe : cette liqueur devait dissoudre les parties intérieures, que le soleil n'eût pu dessécher.

Tous les cadavres, ainsi préparés, étaient cousus dans des peaux et inhumés dans des grottes, de même que les précédents, à l'exception des dépouilles mortelles des rois, des princes, des chefs qui, entourées du tamarco ou habits, étaient placées dans des cercueils faits d'un seul morceau de bois, creusés dans le tronc d'une sabine, dont le bois passait pour incorruptible.

On déposait alors les cercueils et les xaxos des personnes influentes dans des monuments construits à cet effet.

Ces monuments, de forme pyramidale, étaient parfois élevés, au-dessus des momies couchées sur des planches de bois de pin, exhaussées, la tête tournée du côté nord, telles qu'on les retrouve encore à Ténériffe et à Baranco de Herque.

Les grottes, spacieuses, renferment parfois des niches contenant des momies sèches, légères, parfaitement conservées, avec leurs cheveux, leur barbe ; les ongles manquent souvent. Les traits du visage sont distincts, mais ratatinés ; le ventre est affaissé, la peau tannée.

Quelques-unes portent sur le flanc, les cicatrices de larges incisions, d'autres, par contre, ne sont pas incisées.

Ces xaxos exposés à l'air, hors de leurs peaux, tombent en poussière, dégageant une odeur aromatique, balsamique. Le docteur Parcelly dit, qu'ils sont généralement environnés de chrysalides de mouches, provenant d'œufs, déposés sur le corps par les insectes, au cours de l'embaumement.

Ces larves, ces chrysalides, qui n'ont pu se reproduire, se sont conservées saines et entières, ainsi que les momies. *Scory* dit, que ces momies ont plus de deux mille ans, mais il ne peut en préciser l'âge avec certitude.

Les seules différences existant entre les momies guanches et les momies égyptiennes, consistent, dit le Dr Parcelly, en ce que les premières sont enveloppées dans des peaux, et non dans des bandelettes, qu'elles sont placées dans la position horizontale et non verticale et dans l'ordre parfait où elles sont placées les unes près des autres, au lieu d'être isolées.

En effet, toutes ces momies sont reliées entre elles : les peaux des xaxos étant cousues ensemble à plusieurs endroits.

Les Guanches, comme nous l'avons dit, ne connaissant pas le natron, les analyses des corps résineux seront donc négatives, quant à la présence de cette substance, si en honneur chez les Égyptiens.

4. Chez les Samoens.

Le Dr Burzen [1] nous apprend, que l'embaumement était pratiqué à la même époque, par les Samoens, ainsi que le prouvent les momies, qu'il retrouva dans ces îles et leur coutume, encore actuelle, de conserver les cadavres.

Des femmes, spécialement préposées à ce travail, pratiquent sur le corps qu'on leur remet des ouvertures, par lesquelles elles enlèvent l'estomac, les viscères et les intestins. Elles font ensuite macérer ce corps ainsi préparé, pendant deux mois dans un bain d'huile de coco, mélangée à des sucs végétaux.

Ce laps de temps écoulé, on remplit les orifices et les cavités abdominales de chiffons imbibés d'huile végétale, et de corps résineux, puis on entoure le cadavre de bandelettes, laissant la tête et les mains libres de toute entrave. On colle préalablement les cheveux sur la boîte crânienne, en les enduisant de matières résineuses. Les corps ainsi préparés sont déposés dans des lieux spéciaux, où ils se conservent indéfiniment.

Quels ont été leurs maîtres dans l'art de l'embaumement ? Nous ne pouvons le dire. Quel est le but qu'ils poursuivent en assurant ainsi la conservation des corps ? La piété filiale, la vénération, la religion, leurs croyances dans une vie meilleure, ne sont peut-être pas étrangères à cette coutume. Laissons à d'autres, plus compétents, le soin d'élucider la question.

5. Chez les Scythes.

Les Scythes enterrant leurs morts à Kerbela se servaient du safran, pour conserver les cadavres pendant le voyage. [2]

6. De l'embaumement à Bornéo et en Chine.

Tschirch [3] nous rapporte que *Neuhof* décrit aussi l'embaumement des cadavres en Asie. Celui-ci consistait dans l'emploi de camphre de Bornéo, de noix d'arec, de bois d'aloës, et de musc pour Bornéo, puis de camphre et de bois de santal pour la Chine.

---

[1] Dr Schmidt's *Jahrbücher der in- und ausländischen gesammten Medizin*, Année 1890, f° 176.

[2] Voir Hartwich ou *das Handbuch der Pharmakognosie*, Tschirch, Leipzig 1911, f° 1013.

[3] *Handbuch der Pharmakognosie*, Tschirch, Leipzig 1911, f° 1013.

7. L'embaumement dans le Nouveau Monde et particulièrement chez les Incas.

Les archéologues ont découvert des momies, non seulement dans les pays cités précédemment, mais également en Amérique, chez les Incas, et dans des contrées, qui furent pendant de nombreux siècles, la propriété exclusive, la terre natale, des tribus indiennes.

Preuve que celles-ci étaient arrivées à un certain degré de civilisation, avant la découverte de ce continent par les Européens.

Cette coutume de conserver les corps n'était toutefois pas générale, certains de leurs rois et de leurs chefs étant seuls embaumés. [1]

Les tribus indiennes de la Virginie, de la Caroline du Nord, les Congarès de la Caroline du Sud, les Indiens de la Côte Nord-Ouest de l'Amérique méridionale, ceux de la Floride, pratiquaient aussi cette coutume.

En Floride, on desséchait les corps devant un grand feu, puis on les revêtait de riches étoffes. Ils étaient ensuite placés dans des niches spéciales, dans des grottes, où les parents et amis venaient à certains jours converser avec leurs proches.

Selon le D' *Rererdy* [2], l'embaumement, chez les tribus de la Virginie, était pratiqué comme suit : On incisait la peau du défunt de la tête aux pieds, on enlevait ensuite les viscères, les intestins, ainsi que les parties molles du corps.

Pour empêcher la peau de se dessécher et de devenir cassante, pendant la dessication à laquelle on soumettait le cadavre ainsi préparé, on l'enduisait d'huile ou d'autres matières graisseuses.

Le corps une fois desséché, rempli de sable très fin, était recousu, enveloppé dans des peaux ou dans des nattes, puis inhumé soit dans des grottes, des cavernes, s,il quelquefois dans des huttes à ossements, telles qu'on les retrouve encore dans le Kentucky.

En Colombie, les habitants du Darien extrayaient les viscères, puis remplissaient les cavités abdominales de résines. On enfumait ensuite les cadavres, que l'on conservait dans les habitations, couchés soit dans des hamacs suspendus, soit dans des cercueils de bois.

Les Muiscas, les Aléoutiens, les habitants du Yucatan, de Chiapa, embaumaient aussi les cadavres de leurs rois, de leurs chefs, de leurs prêtres, par des procédés assez semblables aux précédents, ou modifiés suivant les tribus, mais ayant tous comme base la dessication. [3]

---

[1] Voir D' Bauwens, *Inhumation et crémation.*
[2] Voir D' Parcelly, *Étude historique et critique des embaumements,* f° 53.
[3] Voir D' Bauwens, *Inhumation et crémation,* f° 424 426.

Parmi toutes les peuplades du Nouveau Monde, qui pratiquèrent l'embaumement, les Incas seuls utilisaient ce mode de conservation des corps, non seulement pour leurs rois, chefs et prêtres, mais d'une manière générale.

Cette nation, une des plus civilisées de l'Amérique du Sud, brillait non seulement par son génie artistique, le développement de son industrie, sa haute culture civilisatrice, mais aussi par le pouvoir énorme qu'elle détenait. Sa population de 14.000.000 d'habitants occupait les vastes territoires actuels du Pérou, de la Bolivie, de l'Équateur, outre une partie importante du Chili et de la République Argentine.

Croyant que les âmes des défunts, après un séjour chez les morts, reviendraient habiter les corps qu'elles avaient quittés, les Incas, se fondant sur ce sentiment religieux, pratiquaient l'embaumement. Raison pour laquelle nous retrouvons aujourd'hui, principalement dans le haut Pérou, des momies des Aymaras, des Quechnas et des Changos, tribus habitant précédemment ces régions.

Ces corps momifiés sont ensevelis dans des monuments dénommés Chûllpas.

M. *Paul de Marcoy*, décrivant ses explorations dans son livre : *Voyage de l'Océan Atlantique à l'Océan Pacifique, à travers l'Amérique du Sud 1862*, nous relate que ces Chullpas, ou monuments, sont construits en briques non cuites (tapias), représentant, soit des pyramides tronquées de 20 à 30 pieds de haut, soit de simples mausolées recouverts d'un plafond monolithe. Ils forment à l'intérieur une chambre carrée, communiquant avec le dehors par une porte basse, sise au couchant, et éclairée par une petite fenêtre orientée au levant.

Chacun de ces tombeaux était affecté à une douzaine de personnes, dont le corps était revêtu de ses habits ou affublé d'un sac, tissé avec des fibres provenant des feuilles de tatora, et échancré à l'endroit du visage. Les momies étaient placées en cercle, se touchant par les pieds. Près de chacune d'elles étaient déposés des épis de maïs, un pot de chicha, une gamelle, une cuillère ; puis pour les hommes, des engins de chasse, fronde, massue, des filets ; pour les femmes, des corbeilles façonnées avec des tiges de jarava, des pelotons de laine, des navettes, des aiguilles à tricoter formées d'épines noires de cactus quisco.

Le tombeau une fois complet, la porte en était murée : la fenêtre seule restant ouverte, pour que les passants et amis pussent puiser dans la vue de ces hôtes défunts, si tranquilles, si calmes et si sereins, un enseignement précieux, une exhortation ou une consolation.

Les « huacas » du Pérou et de la Bolivie varient, quant à leur forme, suivant les tribus : ainsi ceux des Changos ont huit pieds de long, les morts étant couchés sur le dos ; ceux des Aymaras sont circulaires, les individus

étant assis en cercle, enveloppés dans des mantes de laine : ceux des Qué-
chuas sont elliptiques, les cadavres étant accroupis sur les talons, les
genoux ramassés au niveau du menton, les coudes posés sur les cuisses et
les poings fermés emboîtés dans les orbites des yeux.

Ces momies très bien conservées devaient, selon Paul de Marcoy [1], être
embaumées avec du *chenopodium ambrosoïdes*, originaire des vallées voisines.

MM. *Vidal Senèze* et *Jean Noetzli* rencontrèrent, même à 2000 m. d'altitude,
dans le haut Pérou, sur les pentes de la Pudra Grande, des monuments funèbres ayant la forme d'une calotte, de 1 m. 50 de hauteur. Ces monuments
construits en terre glaise, sont isolés, à la suite les uns des autres, et communiquent entre eux par de petites ouvertures de 10 à 20 cm. de hauteur.
Ils contenaient une ou plusieurs momies de 1.80 m. de long, repliées sur
elles-mêmes, les cuisses contre le sternum, les genoux sous le menton.

Fait intéressant et curieux, toutes ces momies portent au front ou à
l'occiput, un cercle composé de petits trous pratiqués dans la boîte crânienne, trous, ayant été utilisés fort probablement, à l'évacuation de l'encé-
phale, et à l'introduction des substances antiputrides.

Quant aux substances utilisées pour l'embaumement, M. Gusmann écrit
qu'il ne connaît pas leur composition, tandis que le D' Parcelly présume
l'emploi des gousses de taro contenant 25 % de tanin.

B. L'embaumement temporaire.

Il existe, dans la vie de tous les peuples, des coutumes, des usages qui,
pour avoir été utilisés depuis bien des siècles, se transmettent de génération à génération, de peuple à peuple, de continent à continent, subsistent,
et subsisteront à vues humaines, aussi longtemps que l'homme.

Nous voulons parler de cette vieille tradition, toujours actuelle, qui consiste à exposer pendant quelques jours, à la vue du public, les corps des
princes, des grands hommes, que la mort a fauchés, et qui, par leur vie et
leurs, actions, ont acquis le droit à la reconnaissance et à la vénération de
ceux, parmi lesquels ils ont vécu.

Afin que les corps, ainsi exposés à la vue de chacun pendant un temps
plus ou moins long, ne soient pas soumis à la putréfaction lente, qui pourrait engendrer bien des maladies infectieuses, on a dû recourir pour les
préserver à l'embaumement temporaire.

Se basant sur ces traditions, les Juifs, les Grecs et les Romains pratiquèrent cette méthode de conservation.

[1] *Voyages de l'Océan Atlantique à l'Océan Pacifique à travers l'Amérique du
Sud 1862.*

1. Chez les Juifs.

Les Israélites, ayant habité l'Égypte pendant de nombreux siècles, n'adoptèrent cependant pas les us et coutumes du peuple parmi lequel ils vécurent, mais ils n'en pratiquèrent pas moins, pendant leur exil, l'embaumement permanent pour les grands hommes. La *Genèse* nous l'enseigne en parlant du corps de Jacob qui fut momifié par les soins de son fils Joseph.

Proecipitque (Joseph) servis suis medicis ut aromatibus condirent patrem, quibus jussa explentibus, transierunt quadraginta dies. Ilse quippe mos erat cadaverum conditorum.[1]

Soixante-dix jours plus tard, Joseph fit transporter la momie de son père au pays de Chanaan, dans la grotte de Makpelah, qu'Abraham avait achetée, pour en faire la sépulture de son épouse Sarah et de lui-même.

Il était accompagné de ses frères, des hauts dignitaires de la cour du Pharaon, d'une multitude de chariots et de cavaliers. Salomon fit entourer plus tard cette sépulture d'une enceinte rectangulaire dénommée aujourd'hui l'enceinte de l'Ami de Dieu (*Haram el Khalil*), que les Mahométans conservent avec un soin jaloux, et sur l'emplacement de laquelle ils construisirent la grande mosquée de la ville d'Hébron.[2]

Les Israélites, lorsqu'ils eurent repassé le Jourdain, ne conservèrent pas la coutume de l'embaumement permanent, mais la remplacèrent par celle de l'embaumement temporaire que la *Genèse* et divers livres de la Bible décrivent.[3]

Voici comment ils le pratiquaient :

La mort ayant fauché un des leurs, les parents embrassaient le défunt, lui fermaient les paupières et la bouche, lui coupaient les cheveux et la barbe, le couchaient ensuite sur une planche, les pieds tournés vers la porte, et lui lavaient le corps et les pieds avec de l'eau chaude : ces ablutions se pratiquaient, pour les hommes ou les femmes, par des personnes de leur sexe.

Ils oignaient ensuite le corps de parfums, l'enveloppant d'un linceul de laine ou de toile, que l'on fixait à l'aide de bandelettes. Puis ils étendaient le défunt sur son lit mortuaire, les pieds serrés l'un contre l'autre, les pouces repliés dans la paume des mains, de manière à figurer la première lettre de Jéhovah.

Ils plaçaient ensuite, près de la tête du défunt, une lampe allumée, en attendant qu'on le mît au sépulcre. C'est ainsi que Christ, faisant allusion

[1] Genèse, ch. L, v. 2 et 3.
[2] Genèse, ch. V, v. 45, 9, 10, 28, 29 et 35.
[3] Genèse 50, 46. Act. 9, 37. Matth. 26, 27, 40, 12, 59. Marc 15, 46, 68, 14. Luc 23, 53. Job 11, 14. Jean 12, 7.

aux parfums qui devaient être utilisés à oindre son corps, dit en parlant du parfum que Marie avait répandu sur ses pieds[1] : « Elle a fait une bonne action, elle a gardé ce parfum pour le jour de ma sépulture. » Nous comprenons en outre, par ce qui précède, les raisons pour lesquelles Nicodème apporta, pour embaumer le corps de Jésus, cent livres de myrrhe et d'aloès, et pourquoi les pieuses femmes se dirigèrent, le lendemain du sabbat, vers son tombeau, chargées de substances odoriférantes.

Dans son traité de *l'embaumement selon les anciens et les modernes*, Pénicher fait remarquer que les vertus de la myrrhe et de l'aloès sont nulles, ainsi que celles des corps odoriférants utilisés pour la conservation des cadavres, puisque le corps de Lazare, ainsi oint, commençait déjà à se putréfier le quatrième jour.

Cette coutume disparut peu à peu, surtout après la prise de Jérusalem, de sorte que les Israélites ne pratiquèrent plus que les ablutions d'eau, dans laquelle ils font macérer des plantes odoriférantes, telles que le thym, la menthe, la sauge, les camomilles, etc.

2. Chez les Grecs et les Romains.

Ces deux peuples, actifs, très épris de tout ce qui était beau, grand, fort, ne considéraient les morts que comme des masses inertes, bonnes tout au plus à être brûlées. Aussi ne rencontrons-nous, au cours de leur histoire, que quelques rares cas où l'embaumement fût pratiqué par eux. *Homère* nous rapporte cependant, que l'on versa plusieurs fois du nectar et de l'ambroisie dans les narines de Patrocle, afin de conserver son corps.

Emilius Probus, Cornélius Népos et *Plutarque* relatent en outre, qu'après la mort d'Agésilas, ses amis enduisirent son corps de cire, afin de le ramener dans son pays natal, en parfait état de conservation.

Le corps d'Alexandre le Grand fut, selon ses dernières volontés, embaumé, comme *Stace* nous l'apprend dans les deux vers suivants :

> *Duc et ad Aematios manes ubi belliger urbis.*
> *Conditor Hiblœo perfusus nectare durat.*

Son corps embaumé fut enduit avec du miel, placé dans un cercueil en or, et conduit par Ptolémée, sur un char monumental, de Babylone à Memphis. Dans cette dernière ville, on remplaça le cercueil en or par un cercueil en verre, pour que tous les habitants pussent contempler les traits du grand conquérant.

---

[1] Matth. 26, 10-12, Marc 14, 4-8, Luc 23, 53, Jean 12, 7.

Les lois de Rome exigeaient l'incinération, de sorte que pendant de nombreux siècles, les poètes et les écrivains de ce temps ne font nulle part mention de la conservation des corps par une méthode spéciale.

Un d'entre eux. Corippus. s'exprime pourtant ainsi, dans l'oraison funèbre prononcée en l'honneur de l'empereur Justinien :

Thura sabraea cremant flagrantia mille locatis
Infundunt pateris et odorato balsama succo
Centum alicae species unguentiaque mira feruntur
Tempus in aeternum sacrum servantia corpus.

« On fait brûler l'encens de l'Arabie : les baumes et les parfums de toute espèce remplissent mille coupes, et le corps est à jamais préservé de la corruption par des essences d'une propriété admirable. »

D'après *Pénicher* [1], cette coutume dut. en quelque sorte, se généraliser. car pendant le pontificat de Sixte IV. on découvrit sous la voie Appienne le corps d'une jeune fille ayant encore toute la beauté du visage. Il était conservé dans une saumure. dans laquelle il trempait entièrement.

Strabon dit que cette saumure consistait. chez les Assyriens. en miel fondu, et qu'Agésipolisès. roi de Sparte. fut ainsi embaumé.

Seuls les grands hommes avaient le privilége unique d'être embaumés temporairement. pour être exposés aux regards de la foule. qui dans sa vénération en fit même des demi-dieux. Athènes et Rome se glorifiaient elles-mêmes, plutôt que de pleurer leurs morts. et l'homme était de trop peu d'importance, pour que l'on s'occupât beaucoup de sa disparition et de sa dépouille mortelle.

---

[1] *De l'embaumement selon les anciens et les modernes.*

CHAPITRE II

L'embaumement pendant le moyen âge et les premiers siècles de l'histoire moderne.

La puissance grecque, anéantie par les Romains qui envahirent même Carthage et l'Égypte, où Théodose proscrivit dans son édit les coutumes religieuses de ce peuple ; la nation Juive dispersée aux quatre vents des cieux ; l'Empire Romain succombant en 473 aux coups mortels, que lui portèrent les Barbares, que restait-il au commencement du moyen âge, de ces peuples glorieux qui pendant de longs siècles avaient lutté pour leurs idées, leur religion, leur commerce, leur hégémonie, et principalement pour leur civilisation ?

Cette dernière, implantée par la force des armes, même dans les pays barbares, reçut un coup si terrible, qu'elle disparut sous les ruines de tant de peuples renversés et massacrés.

Sur ces ruines, d'autres nations surgissent, apportant leurs us et coutumes.

Ignorantes d'un passé glorieux, elles vinrent tout bouleverser à leur guise, sans respect de la propriété d'autrui, sans s'occuper du bien ou du mal, prenant comme esclave le maître d'hier, et avilissant la femme, si respectée quelque temps auparavant.

Quelques ermites, quelques pèlerins courageux, tentèrent, il est vrai, de prêcher à ces populations barbares le pardon des offenses, l'amour du prochain, le christianisme, dans tout ce qu'il a de grand et de beau.

Temps néfastes pour la civilisation, si prépondérante, si avancée, si grande quelques siècles auparavant ; aussi n'y a-t-il rien d'étonnant à ce que, pendant cette longue période, l'art de l'embaumement disparût complètement et se perdît dans la barbarie des temps.

Puis vint le règne de la chevalerie, où le droit du plus fort était toujours le meilleur, où le pillage, le viol, les luttes intestines entre seigneurs et princes se pratiquaient sur une vaste échelle, où le roi même devait lutter contre ces seigneurs indépendants, pour ne pas perdre le pouvoir. Temps d'anarchie, mais de complète indépendance individuelle, sauf pour le peuple.

Entre temps, les ermites ignorés des siècles précédents, s'étaient multipliés, des couvents se fondaient, les prêtres et les moines s'implantaient à la cour des princes, parfois en despotes, apportant dans ce ciel si sombre, une lueur d'espoir et de réveil intellectuel.

S'ils parvinrent à adoucir en partie les mœurs, à enseigner l'amour du prochain et le pardon des péchés, ils ne cherchèrent pas à faire revivre la vénération, dont les anciens Égyptiens entouraient les corps des trépassés. Considérant la vie comme un lieu de pèlerinage, la terre comme un champ de souffrances, l'âme comme un don du Dieu fort retournant à son Créateur, ils ne virent dans le corps qu'une dépouille mortelle et périssable, qui devait retourner, selon les textes bibliques, à la poussière, d'où elle était sortie.

Partant de ces principes, il est naturel et compréhensible, qu'ils n'attachassent aucun respect, aucune vénération à l'épave humaine qui avait été l'enveloppe temporaire de cette âme, et ne cherchassent point à conserver celle-ci à l'aide de l'embaumement.

Désirant que leurs corps ne subissent pas les lois communes imposées aux humains, les rois demandèrent quelquefois à des charlatans ignorants, le moyen de préserver leurs dépouilles mortelles de la putréfaction, et de les conserver intactes.

C'est ainsi qu'en 1135, l'on essaya d'embaumer à Rouen le corps d'Henri Ier d'Angleterre, en pratiquant sur lui de nombreuses incisions, en sortant les viscères, et en remplissant les cavités par des baumes et des drogues aromatiques.

Ancien procédé égyptien, dira-t-on, mais qui ne fut pas satisfaisant : les personnes chargées de la momification avaient oublié ou ignoré que la dessiccation était un des facteurs essentiels de la conservation des corps.

C'est seulement vers la fin du XVIe siècle que quelques anatomistes, si nous pouvons leur donner ce nom, tentèrent, en vue d'études scientifiques, de conserver les corps ou des parties de ceux-ci : nous citerons parmi ces savants d'autrefois, *Ruysch* [1], médecin hollandais, connu alors pour ses magnifiques collections, voire même pour ses grandes connaissances en matière d'embaumement.

---

[1] *Introductio in notitiam rerum animalium* et Dr Schmidt's *Jahrbücher der in- und ausländischen gesammten Medizin*. Année 1873, page 105.

Ces collections lui furent achetées dans la suite par Pierre-le-Grand, pour la somme de 30.000 florins, ainsi que son procédé de conservation des corps, qui consistait à remplir les orifices pratiqués dans le crâne et le ventre, pour l'enlèvement du cerveau et des viscères, par une masse dénommée Materies Ceracea et formée de cire mélangée à de la paraffine et du cinabre. On conservait ensuite le corps ainsi préparé dans de l'alcool. *(Histoire de l'anatomie.)* [1]

Un autre Hollandais, le naturaliste *Swammerdam* [2], prétendait aussi posséder le secret de conserver les pièces anatomiques et les corps, procédé que Strader communiqua plus tard au public. Il consistait à plonger plusieurs fois de suite les corps, dépouillés de leurs intestins, viscères, cerveau, et de leurs parties molles, dans de l'huile de térébenthine.

Lorsque Gannal et le Dr Sucquet voulurent expérimenter à nouveau ces méthodes, ils n'obtinrent pas de résultats satisfaisants.

Il semblerait qu'à cette époque, les Hollandais seuls fussent arrivés à une solution, et s'adonnassent à cette étude si intéressante, car *De Bils* [3] préconisait le mélange suivant, propre à la conservation des corps :

Pratiquez l'incision cervicale assez grande pour que la liqueur, dans laquelle on imbibe le corps, puisse pénétrer partout : faites une autre incision cervicale à l'occiput, nettoyez les intestins à l'aide d'eau-de-vie ou d'une injection, puis suspendez le cadavre dans la liqueur au moyen d'un cordon de soie. Cette liqueur se prépare de la manière suivante : Faire macérer 60 livres d'alun de Rome, 60 livres de poivre, 100 livres de sel gemme, dans 1600 livres d'eau-de-vie mélangés à 800 livres de vinaigre. Le cadavre ainsi préparé restera 3 jours, puis 27 jours dans cette liqueur ; puis on ressort alors le mort et on le place pendant 30 jours dans une autre cuve contenant un même liquide.

Après avoir lavé le corps à l'aide d'une éponge, on le peigne et le place à nouveau pour une durée de deux mois dans une cuve contenant une solution de cette même liqueur additionnée d'aloès, de myrrhe (chacun 44 livres), de mastic, de noix de muscade, de girofle, de cannelle (de chacun 20 livres).

On dessèche ensuite le corps à l'aide d'un feu doux, et le place dans le cercueil.

Si l'on veut obtenir une momie incorruptible, on fait sécher le corps dans un petit local bien fermé, chauffé fortement, dans lequel on brûle tous les jours 2 livres d'encens et de mastic. La dessication terminée, on le frotte avec un

---

[1] Voir Hyrst, *Handbuch der prakt. Zergliederungs-Kunst.*

[2] Dr Schmidt's *Jahrbücher der in- und ausländischen gesammten Medizin.* Année 1873, page 105.

[3] Voir tome LIII de l'ancien *Journal de médecine, de chirurgie et de pharmacie.*

liniment composé de 6 onces d'ambre gris, 8 onces de baume du Pérou et 4 onces d'huile de cannelle. On place la momie dans une caisse d'étain renfermée à son tour dans un coffre de plomb.

Que faut-il penser de la science d'alors, qui exigeait un travail si long et si répugnant?

En 1633, *Philibert Guibert*, escuyer, docteur régent de la faculté de médecine de Paris, fit paraître un traité d'embaumement intitulé: *Le médecin charitable enseignant la manière d'embaumer les corps morts.*

Nous lisons dans son introduction:

Guibert par cy-devant en dépit de l'envie.
A donné les moyens de conserver la vie.
Embaumer les corps morts, il montre maintenaut
Pour sans corruption les garder longuement.

Suppliant le chirurgien de ne pas être trop exigeant, il déclare ne publier sa méthode qu'afin d'être agréable aux gens d'honneur et de qualité, qui la lui demandèrent, car, dit-il « Je me suis souvent émerveillé de ce que maintenant on embaume si mal les corps deffuncts qu'un peu de temps après ils se corrompent tellement qu'en quelque lieu qu'ils soient posés, on ne peut souffrir leur odeur : de sorte qu'il les faut aussitot mettre en terre bien profondément, dont s'en suit la plainte des parens contre les chirurgiens, quoy que ce ne soit leur faute ». Il ordonne de faire une incision allant du bas du menton au bas du sternum, profonde à la poitrine jusqu'à l'os, et au ventre jusqu'à la cavité. Puis il conseille de nettoyer avec une éponge le sang écoulé.

Il dit ensuite : « La tête et le crâne sera scié tout à l'entour proprement, comme l'on fait à l'anatomie, ayant premièrement incisé le cuir et râclé fort le péricrâne, au droit de l'incision, et l'ayant ouvert, on considérera le cerveau. »

« La tête, la poitrine et le ventre, ainsi ouverts, doivent être privés de leurs cervelle, poumons, estomac, viscères, intestins, puis lavés et estuvés avec l'un des dits baumes, ou avec de bonnes étoupes de coton, dont on fera lit: puis remplir des dits baumes. »

Il ordonne ensuite pour chaque partie séparément les manipulations à suivre, et la manière de remplir la bouche, les oreilles, etc., d'étoupes, ainsi que la composition des 4 divers baumes, et du vinaigre, dont nous ne donnerons qu'une description sommaire.

Description du vinaigre composé pour estuver tiède les parties avant que d'y appliquer un des baumes suivants.

« Prenez absinthe sèche ou verte, cinq ou six poignées, que couperez par morceaux, avec gros ciseaux ou conteau: trente pommes de coloquinte, que couperez en quatre sans jeter semence, alun de Rome et sel commun, de chaque une livre ; faites le tout bouillir dans quatorze pintes de bon vinaigre qui reviennent à 11 ou 12 pintes coulées et exprimées, et sera le dict vinaigre faict : duquel on se servira, comme dict est. Si on ajoute deux pintes de bonne eau-de-vie, il aura encore plus d'efficacité et sera excellent. »

Baume des quatre sortes pour soupoudrer et plonger dans les parties.

« Prenez sel commun sec, et alun de Rome, ou de glace, de chacun une livre, en faire poudre, laquelle sera mise à part. Puis prenez herbe à baume (dit *menta hortensis*), absinthe, menthe d'eau, sauge, rosmarin, origan calament, sariette pouliot, thim, coq (dit *costus hortensis*), centaurée majeure et mineure, scordium, de chacun six poignées, sèchez, pilez et passez au tamis de crin. On mélangera cette poudre avec la précédente, qui fera le baume duquel on usera, etc. »

Puis il fait la description des liniments utilisés pour frotter le corps, après les avoir embaumés.

« Prenez huile d'olive ou d'aspic ou autre, une partie : térébenthine du commerce deux parties, ferez ainsi chauffer le dict liniment :

« Faites chauffer l'huile, sur un peu de feu, puis y ajouter la térébenthine, laquelle se dissoudra avec l'huile, en les remuant ensemble doucement avec l'espatule et sera le liniment faict duquel on oindra tiède tout le corps. »

Une quantité d'autres recettes remontant à cette époque furent utilisées pour l'embaumement des personnages importants de ce temps.

Nous citerons celle qui fut utilisée pour la conservation du corps du pape Alexandre VI, formée de myrrhe, d'aloès, de santal, de bois d'aloès, de suc d'acacia, de macis, de suc de noix de Galles, de musc, de cumin, d'alun cristallisé, de sang de dragon, de bol d'Arménie, de terre sigillée, etc. [1]

Lorsqu'on embauma le corps de Madame la Dauphine, le composé contenait 50 à 60 drogues, dans les prescriptions les plus variées, telles que la myrrhe, l'aloès socotrin, le santal, le bois d'aloès, l'aloès caballis, le suc d'acacia, le suc de macis, le suc de noix de Galles, le musc, le cumin, l'alun calciné, le sang de dragon, le Bol d'Arménie, etc.

Parmi les auteurs d'alors, nous citerons *Pénicher* [2] ancien garde des marchands apothicaires de Paris, qui publia un travail sur l'embaumement, préconisant même une méthode spéciale.

Malheureusement, comme dit le Dr Sucquet, les tombes de cette époque n'ont rendu que des amalgames informes, d'os et de poudre, plus ou moins

---

[1] *L'embaumement, la conservation des sujets et des préparations anatomiques*, par le Prof. Dr Laskowski. Genève 1886.

[2] *Embaumement selon les anciens et les modernes.*

altérés eux-mêmes. Les embaumeurs d'alors, oubliant le point essentiel de cet art, qui consistait dans la dessication, ont laissé concentrer sous les imperméables résineux, les liquides, qui devaient être l'élément obligé d'une fermentation prochaine.

Rendons cependant hommage à ces savants, qui luttèrent, parfois, il est vrai, en vue du gain, mais qui aussi ne se découragèrent point dans leurs recherches si délicates et si difficiles. N'oublions pas qu'ils avaient contre eux le clergé et le peuple, qui voyaient dans ces pratiques un acte répréhensible et contraire à ce que la religion enseignait.

CHAPITRE III

L'embaumement moderne.

Une fois l'embaumement remis en honneur, il est naturel que des savants, se basant sur les découvertes modernes, aient recherché les procédés propres à conserver indéfiniment les corps, qu'on les priait de momifier. Nous citerons parmi ces anatomistes, dont plusieurs obtinrent des résultats satisfaisants, *Chaussier* [1], professeur à l'École de médecine de Paris, qui reconnut les propriétés antiseptiques du sublimé, donnant, avec les albuminoïdes, des composés se desséchant à l'air.

Il ordonne de se procurer préalablement les mélanges suivants, dont *Boudet*, pharmacien à Paris, faisait la préparation.

1. Une poudre composée de tan, de sel décrépité, de kina, de cannelle et d'autres substances astringentes et aromatiques, de bitume de Judée, de benjoin, etc.; le tout, mêlé et réduit en poudre fine est arrosé d'huile essentielle.

2. De l'alcool saturé de camphre.

3. Du vinaigre camphré, avec de l'alcool camphré.

4. Un vernis que l'on peut composer avec du baume du Pérou, du baume de Copahu, du styrax liquide, de l'huile de muscade, de lavande, de thym, etc.

5. De l'alcool saturé de muriate suroxygéné, de mercure.

Le tout ainsi préparé, on ouvre les cavités par de grandes incisions, on en extrait les viscères; on incise en croix les téguments du crâne, on scie les os circulairement et enlève le cerveau.

On ouvre ensuite le tube intestinal dans toute sa longueur, et l'on pratique des incisions profondes et multiples. Le tout est lavé successivement à grande eau et avec de l'alcool camphré.

---

[1] D' Schmidt's *Jahrbücher der in- und ausländischen gesammten Medizin* Année 1873, page 104.

On fait succéder aux lotions simples, celles de vinaigre et d'alcool camphré. et l'on applique ensuite, avec un pinceau, la dissolution alcoolique de sublimé dans toutes les incisions. On y ajoute une couche de vernis. sur laquelle on applique une couche de poudre qui adhère à ce dernier. On remet alors chaque viscère à sa place, les additionnant de poudre pour combler les vides et l'on coud les téguments en prenant la précaution de vernir et de saupoudrer la face interne de ceux qui se réappliquent sur les os. etc.

Cette méthode d'embaumement fut pratiquée, comme Gannal[1] nous le rapporte, pour les sénateurs. les grands du premier Empire, voire même pour Louis XVIII.

Le D‹ Sucquet dit à ce propos. que les manœuvres de l'embaumement. blessaient de plus en plus la sollicitude des familles et maintenaient sa pratique dans les limites étroites. où les traditions officielles l'imposaient. beaucoup plus que le sentiment.

Aussi, demandait-on de toute part. un embaumement qui ne nécessitât plus de véritables autopsies.

Béclard. chef des travaux d'anatomie à l'École de médecine de Paris. chercha le moyen de conserver les cadavres, sans les mutiler. Il injectait à cet effet. une solution mercurielle dans la trachée artère. par deux petites incisions faites sous les aisselles. il tirait et nettoyait ensuite les intestins. par une petite ouverture pratiquée à l'abdomen. Le corps ainsi préparé était plongé pendant deux mois. dans un bain de sublimé. d'où ressorti. il pouvait se conserver pendant un an. sans exhaler la moindre odeur.

Dans le *Dictionnaire des Sciences médicales*. publié par MM. *Hahn et G. Thomas*. nous lisons au mot embaumement : « que *William Hunter*[2] fut le premier savant qui eut l'idée d'injecter des liquides conservateurs dans les vaisseaux sanguins. quoique certains médecins aient prétendu que ce fut Ruysch.

Il ordonnait d'injecter premièrement dans les artères fémorales. une solution forte d'essence de térébenthine ordinaire. d'essence de térébenthine de Venise, d'huile de lavande, d'huile de camomilles et de vermillon. Il poussait cette solution avec force dans les vaisseaux. jusqu'à ce qu'elle se fût répandue dans tout le corps.

Après plusieurs heures de repos, il ouvrait le corps comme pour une autopsie. enlevait les viscères et intestins, qu'il injectait et plaçait dans l'eau-de-vie camphrée. puis il les remettait en place, en comblant les interstices avec de la poudre de camphre, de nitre. et de résine. Il introduisait cette poudre dans la bouche. l'ombilic et les autres cavités accessibles.

---

[1] *Histoire des embaumements*. p 208.
[2] D‹ Schmidt's *Jahrbücher der in- und ausländischen gesammten Medizin*. Année 1876. page 70.

Le corps ainsi préparé, cousu, était frictionné avec de l'essence de lavande et de romarin, puis placé dans un cercueil, sur un lit de stuc.

Ce procédé, qui donnait de bons résultats, fut longtemps pratiqué en Angleterre par *Brookes, Mathew Baillie* et *Sheldon*. Ces savants y apportèrent divers changements : le dernier remplaça l'injection décrite ci-dessus par un liquide saturé d'eau-de-vie camphrée.

Monge, Schotz et *Berzélius*, préconisèrent des injections intraveineuses de vinaigre de bois, ou d'acide pyroligneux : ce procédé leur donna toute satisfaction.

Le Dr *Martin*, dans son livre *Les cimetières et la crémation*, fos 88 et 89, conseillait de disposer sous le cadavre une couche de sel marin pour absorber l'humidité ; l'abdomen avait été rempli préalablement d'une masse végétale, composée de vin de palmier, de casse de myrrhe et d'épices, qui par sa contenance en tanin devait avoir un effet antiputride.

Le Dr *Franchina*[1], de Naples, eut l'idée d'injecter dans les vaisseaux une solution fluide à chaud, se solidifiant au froid : il la remplace ensuite par une dissolution d'arsenic dans l'alcool à 5 %.

Falcokonini[2] proposa un mélange de sciure de bois et de sulfate de zinc. *Marget*[3], de *Vafflard*[4] et d'*Adrian*[5], de la sciure imbibée de goudron de bois pour bourrer les cavités abdominales et pectorales. Le pharmacien *Gannal*[6], de Paris, présenta en 1834, à l'Académie de Médecine, un nouveau procédé d'embaumement, consistant à immerger les corps dans un liquide aqueux, contenant du nitre et du chlorure de sodium, après avoir pratiqué à l'aide de ce même liquide des injections intraveineuses. Il modifia par la suite son liquide à injecter, par une dissolution de 61 grammes de sulfate d'aluminium, de 125 grammes d'acide arsénieux dans 6 litres d'eau. Publiant en 1841 son *Histoire des embaumements*, il formula encore d'autres prescriptions, basées soit sur les données chimiques d'alors, soit sur ses connaissances anatomiques, utilisant, pour ses injections par la carotide, des canules métalliques et des liquides contenant du tanin, corps absorbant l'eau, de l'acétate d'aluminium, comme antiputride et désinfectant. Il préconisait en outre les méthodes anciennes, consistant à remplir les cavités abdominales et pectorales, privées des poumons, de l'estomac, des intestins, par des corps résineux, et par du charbon additionné de composés de l'acide phénique.

En 1853, *Falconi*[7], Italien d'origine, préconisait dans sa communication à l'Académie des Sciences de Paris, des injections intraveineuses de chlorure de zinc dans de l'eau. *Filhol*, à la même époque obtint, par ce procédé de beaux résultats.

1, 2, 6, Dr Schmidt's *Jahrbücher der in- und ausländischen gesammten Medizin*. Année 1886, page 9.

3, 4, 5, 7. *Realencyclopedie der gesammten Heilkunde*, 3e éd., VI. page 527.

Kirchenmeister [1], par contre, préférait l'enlèvement du cerveau et des intestins.

Winkersheimer [2], afin de préserver ses pièces anatomiques de la décomposition, utilisait 100 grammes d'alun, 250 grammes de sel de cuisine, 60 grammes de potasse, 20 grammes d'acide arsénieux, qu'il dissolvait dans 3 litres d'eau, additionnés pour 10 volumes de liquide, de 4 volumes de glycérine et d'un volume d'alcool méthylique.

Injectant sous forte pression cette dissolution par la carotide dans les vaisseaux sanguins du corps à momifier, il obtint ainsi de beaux résultats. Il remplissait en outre les cavités abdominales et pectorales d'une masse formée de camphre, de salpêtre et d'acide phénique.

Se basant sur le principe de la dessication, *Albini* [3] exposait les cadavres à embaumer à une température de 65 à 75.

Le Dr E. *Sesemann* [4], de Saint-Pétersbourg, fixait premièrement l'épiderme en le badigeonnant avec une solution phéniquée d'alcool et de glycérine, puis il embaumait le corps en injectant par la carotide un mélange de 2/3 d'alcool, 1/3 de glycérine contenant 4$^0/_0$ de chlorure d'aluminium et de chlorure de zinc ou du sublimé.

Dans son livre, intitulé de *l'embaumement chez les Anciens et chez les Modernes*, 1872, le Dr *Sucquet* [5] nous décrit une série d'expériences intéressantes. Croyant à l'efficacité du natron des Anciens, il fit venir d'Égypte de ce sel, présentant une masse pulvérulente brunâtre, de goût salé, inodore, en grande partie soluble dans l'eau, dont il entreprit l'analyse.

Elle était formée de sulfates, de carbonates, de chlorures de sodium, recelant en outre des traces de phosphates. La partie insoluble dans l'eau était composée de carbonates, de silicates de chaux et d'aluminium, recelant des traces de fer. Expérimentant les effets conservateurs du natron sur un cadavre d'enfant, il n'obtint pas de résultats satisfaisants ; ce corps se décomposa dès le troisième jour, exhalant une odeur repoussante et fétide.

Il préconisa, se basant sur ses expériences personnelles, des injections intraveineuses d'une solution concentrée de chlorure de zinc, méthode qui lui réussit parfaitement.

Lorsque l'Édit royal de 1846 eût interdit l'emploi et la vente de l'arsenic tant pour le chaulage des graisses que pour l'embaumement des corps, il put présenter sa méthode, avec deux autres de ses collègues, devant une commission composée d'*Orfila*, de *Baudin*, de *Carenton*, de *Londe* et de *Poin-*

---

[1], [2], [3], *Realencyclopedie der gesammten Heilkunde*, 3e éd., VI, page 527.

[1], [4] *Die Bestattung's arten menschlichen Leichnahme von Anfang der Geschichte bis heute.*

[3] *Journal d'hygiène*, 1886, page 421.

[1], [5] Dr Schmidt's *Jahrbücher der in- und auslandischen gesammten Medizin*, Année 1886, page 9.

seuille. La commission déposa en 1847 son rapport, préconisant l'emploi de la solution du Dr Sucquet, tant pour l'embaumement que pour la conservation des pièces anatomiques. Elle considéra que les résultats obtenus par l'emploi de cette solution étaient de beaucoup plus satisfaisants, que ceux des solutions de Gannal et du Dr Duprez. Ce dernier faisait passer dans le système vasculaire un courant de gaz d'acide sulfureux.

Le *Dr Duprez* injectait premièrement, soit par la carotide, soit par l'artère, une solution contenant du gaz d'acide sulfureux, puis une solution gommeuse d'ammoniaque colorée par du carmin. Il déposait les cadavres dans des bières remplies, soit d'une dissolution de bisulfite de soude dans de la gélatine, soit d'une poudre composée d'acide borique, de fleur de soufre et d'un peu de myrrhe.

Les raisons qui poussèrent le gouvernement de Louis-Philippe à interdire l'acide arsénique pour l'embaumement, sont basées sur la science médico-légale. En 1842, *Straus Durkheim* [1] préconisa une solution saturée de sulfate de zinc, tandis qu'en 1853 *Falconi* [2] proposait en outre une dissolution d'acide sulfureux et d'acide carbonique comme injection intraveineuse.

Le Dr *Benjamin Richardson* [3] tenta d'injecter en 1854 de l'ammoniaque liquide, solution qui donnait aux tissus un aspect gélatineux par la diffusion des gaz, qui se combinaient avec les substances graisseuses en formant du savon. Le corps ainsi préparé devait, selon sa méthode, être baigné dans une composition liquide, contenant de la térébenthine de Venise, 2 onces d'essence de lavande, et 2 onces de térébenthine ordinaire et du gypse. Il obtint par la suite de bons résultats, en faisant deux injections intraveineuses successives : la première, d'une dissolution de chlorure de zinc dans l'alcool, l'autre de silicate de soude, corps donnant une combinaison chimique, qui se durcissait et se solidifiait.

Brunetti [4], par contre, revint à l'ancienne méthode dite de la dessication dont il communiqua ses expériences au corps médical de Paris en 1867. Il injectait à cet effet par la carotide et l'artère fémorale dans les vaisseaux, de l'eau froide, aussi longtemps que le liquide s'écoulant par l'artère ouverte était coloré en rose, puis de l'alcool, de l'éther, et une dissolution à 20 % de tanin. Le corps, ainsi préparé, était desséché à l'air sec et chaud, dans une étuve de fer-blanc à double fond, par lequel circulait intérieurement un courant d'eau bouillante.

[1] Dr Parcelly, *Etude historique et critique des embaumements*.
[2,3,4] Dr Schmidt's *Jahrbücher der in- und ausländischen gesammten Medizin*. Année 1873, page 105.

CHAPITRE IV

L'embaumement contemporain.

Puisque la mort moissonne indistinctement les humains, qu'elle ne respecte ni l'amour, ni l'amitié, puisque les liens les plus chers et les plus sacrés sont impitoyablement brisés par elle, n'est-il pas dans la nature humaine de chercher, en quelque sorte, à éluder une séparation douloureuse, en conservant les restes des personnes chéries dont on fut aimé ?

L'amour, la tendresse et l'amitié ne finissent pas avec les personnes qui les ont fait naître : ils leur survivent, et les suivent jusque dans le tombeau et ne cessent qu'avec nous.

Car après la mort, la désagrégation de la substance organique se fait sentir, et comme le dit Bossuet dans son oraison funèbre d'Henriette d'Angleterre, notre chair change bientôt de nature, notre corps prend un autre nom, même celui de cadavre ne lui demeure pas longtemps.

A quoi faut-il attribuer ce changement intime de la substance ? A la putréfaction cadavérique connue depuis longtemps, mais non étudiée, et qui entretient dans le monde le *circulus æterni metus materiæ*.

Selon *Lavoisier*, la putréfaction était une combustion lente de la substance organique par l'oxygène de l'air.

Pasteur, en 1862, décela les causes exactes de cette putréfaction, en l'attribuant à des êtres microscopiques vivants, dénommés en 1878, par Sédillot, de Strasbourg, « microbes » ; de sorte que la phrase renversée de *Mitscherlich* se trouve être vraie : « La pourriture, c'est la vie. » Aussi Pasteur, suivant son idée, peut-il énoncer avec raison cette sentence : « Si les êtres microscopiques disparaissaient de notre globe, la surface de la terre serait encombrée de matières organiques et de cadavres, provenant tant du règne végétal que du règne animal.

« Ce sont eux qui donnent à l'oxygène les moyens de les brûler et de les transformer, en préparant une vie nouvelle. »

Partant de ce point de vue, Pasteur divise les microbes en aérobies et en anaérobies.

Les premiers, avides d'oxygène libre, ne peuvent se développer qu'en présence de ce corps. Les seconds voient leur développement contrarié et même arrêté par l'oxygène.

Les vibrions aérobiens vivent donc à la surface des matières putrescibles, les anaérobiens dans leurs profondeurs, ces derniers apportant à la destruction des cadavres les qualités spéciales des ferments : déssassociant, dédoublant les matières albuminoïdes en produits gazeux et en corps nouveaux, tels l'endol, le scatol, l'hydrogène, qui, rencontrant du soufre, du phosphore, de l'azote, donne naissance à l'hydrogène sulfuré, phosphoré et à l'ammoniaque.

Tous ces corps réunis donnent cette odeur repoussante caractéristique à la putréfaction.

Lorsque les ferments anaérobiens ont accompli leur œuvre, incapables d'alimenter leur vie, devant certaines matières complexes qui doivent être brûlées, les bactéries aérobiennes de la surface entrent en fonction, détruisant par la combustion lente toute la matière.

Le résultat ultime de cette combustion lente est formé d'acide carbonique et d'eau, produits incolores et inodores.

Pour produire tous ces changements, les microbes de la putréfaction, anaérobiens ou aérobiens, secrètent des diastases jouant le rôle du suc gastrique éliminé par les animaux supérieurs.

Ces ferments, liquéfiant les matières albuminoïdes, les rendent dialysables. Les diastases secrétées, variant suivant les microbes (Dubief, *Traité de microbiologie*), se rapprochent par leurs propriétés chimiques des albuminoïdes, tout en étant solubles dans l'eau. Elles produisent des dédoublements sans former de combinaisons chimiques autonomes.

A la vie des microbes putréfactoires, la présence de l'eau est indispensable, car seule la dessication peut nuire à leur développement. Exceptons toutefois le *microccocus prodigiosus*.

L'eau leur est en outre nécessaire, comme véhicule propre, à éliminer les matières excrétées, telles les ptomaïnes, ou pour aider à l'assimilation des matières élaborées ou excrétées.

Ces ptomaïnes ou bases azotées, cristallisées, sont d'autant plus toxiques, qu'elles apparaissent plus tardivement sur le cadavre en putréfaction : elles ressemblent de par leurs réactions chimiques et physiologiques à certains alcaloïdes végétaux « morphine, muscarine, atropine », etc.

D'où proviennent ces microbes? Nous savons, dit M. *Duclaux* dans sa *Chimie biologique*, que toute la surface du corps est couverte de poussière, que l'air charrie.

Le canal intestinal et le tube digestif sont, en outre, tapissés non seule ment de germes, mais de vibrions développés, qui peuvent liquéfier la caséine et aussi la fibrine.

Ils pénètrent même dans les profondeurs de certains conduits débouchant dans l'intestin.

Lorsque la mort survient, ces infiniment petits se trouvent donc à l'état vivant en présence des cellules mortes du corps. Perforant le tube digestif, ces êtres microscopiques pénètrent dans les organes, où les diastases leur aident en ramollissant la fibrine et en la transformant : ce processus amène le dégagement de gaz putrides. La peau se déchire, et les microbes de l'air peuvent accomplir leur fonction. Tout ce qui existait de matière organique, insoluble dans l'eau, se transforme alors en ammoniaque, en acide carbonique, en eau, etc. Pour que le cadavre disparaisse complètement, il faut que d'autres ennemis encore plus redoutables entrent en fonction. Ce sont les insectes. Travailleurs infatigables de la mort, comme les appelle M. *Mégnin*, ces êtres affamés, gloutons, vont achever la ruine de l'édifice humain si fortement ébranlé.

Sous cette dénomination d'insectes, il faut comprendre les hexapodes, les acariens (sous classe des arachnides).

Les insectes acariens appartiennent à la famille des gamasides et à celle des sarcoptides : les insectes hexapodes aux ordres des coléoptères, diptères et lépidoptères.

Par leurs antennes percées d'une infinité de petits trous isolés, simulant les mailles très fines d'un crible communiquant au nerf olfactif, ces insectes parviennent à déceler, non seulement les cadavres exposés à l'air libre, mais encore ceux enfouis dans la terre.

Ces hexapodes et acariens subissent des métamorphoses complètes, passant de la larve à la nymphe avant d'être parfaits. Cette métamorphose peut durer de huit à quinze jours.

Ces larves ne font que manger, afin d'atteindre plus rapidement leur état définitif.

Les insectes, attirés par l'odeur nauséabonde que dégage le cadavre en putréfaction, viennent pondre leurs œufs à sa surface. Les larves sorties des œufs le pénètrent en tous sens, absorbant la plus grande partie possible des humeurs liquides, puis viennent les larves des Sylphes des Histers, qui accomplissent leur œuvre de la même manière. Les dermestes et leurs larves faisant en outre disparaître les corps gras, il ne reste bientôt du cadavre que les parties organiques sèches, les tendons, la peau, les muscles, qui seront même attaqués par les anthrènes et les acariens détriticoles.

Cette action successive, lente et destructive, sera encore hâtée par l'intervention d'un grand nombre de mucorinées, dont les spores charriées par l'air, germent rapidement à la surface du cadavre.

C'est ainsi qu'après la mort, notre édifice humain, miné par les microbes, aérobies ou anérobies, désorganisé et détruit par les insectes, tombe en ruine.

Après cinq ans, on ne trouve plus trace de matières molles. Les os ayant perdu leurs substances organiques, deviennent friables, s'émiettent peu à peu, en commençant par les côtes, le bassin, les membres, de sorte qu'au bout de douze à quinze ans, il ne reste plus du corps humain qu'un peu de terrain noirâtre plus ou moins gras.

La sentence biblique : *Et in pulverem reverteris* est alors exécutée. Cette cendre elle-même finit à la longue par se décomposer, et la phase de la destruction totale est terminée.

Le procédé de l'embaumement, pour être conservateur, devra donc empêcher ou arrêter la putréfaction, et préserver le corps contre les attaques des insectes.

La décomposition peut être arrêtée de deux manières différentes, ou bien l'on tue au moyen d'antiseptiques les microbes de la putréfaction, ou bien on les empêche de vivre et de se développer en les privant d'eau par la dessication.

La destruction des insectes peut s'opérer par deux procédés :

1. Au moyen d'insecticides, qui les tuent et les empêchent ainsi de venir déposer leurs œufs sur les corps.

2. En les éloignant par l'odeur aromatique des baumes, que les insectes nécrophages redoutent.

Outre ces données, la science actuelle étudia aussi les lois de la nature, conservant par le froid, ou le chaud, des corps en parfait état. Nous ne décrirons pas les effets du froid : les nombreux cadavres de touristes ou d'explorateurs, découverts dans les Alpes et le Grœnland, en font comprendre l'influence et les propriétés.

On est frappé par contre, en visitant le couvent des Jacobins de Toulouse, d'apercevoir aux murs d'un cellier les corps des religieux morts, alignés en parfait état de conservation. *Fontenelle* prétend que la conservation de ces corps est due à la chaleur élevée du caveau.

Tout près de Lyon, à Saint-Bonnet-le-Château, on trouve dans la Chapelle des Morts des cadavres en parfait état de conservation, rangés méthodiquement contre deux des parois, les bras ballants et la figure grimaçante, enveloppés dans leurs linceuls.

Le caveau est rectangulaire, 8 m. de long sur 6 m. de large et 4 m. de hauteur. M. Parcelly dit qu'il faut attribuer cette conservation des corps à la sécheresse de l'air et l'occlusion du caveau.

Dans la catacombe de Saint-Michel, à Bordeaux, on trouva aussi plus de trente corps en parfait état de conservation.

A Bergame, dans le couvent des Augustins, on découvrit, lors de la transformation de ce cloître en caserne, sous un monument de marbre, un cercueil contenant le cadavre d'un médecin mort un siècle auparavant, en parfait état de conservation.

A Perpignan, lorsque le couvent des Carmélites fut transformé en caserne, on mit au jour le corps d'une sœur, morte depuis plus d'un siècle et demi, également en parfait état de conservation.

Se fondant sur ces données scientifiques, le professeur *Laskowski*, de Genève, dont les travaux sur *les procédés d'embaumement et de conservation des pièces anatomiques* sont connus de tous les savants, est arrivé à un excellent résultat. Ses procédés lui permirent, en effet, de garder à l'état naturel des cadavres ou des parties de cadavres pendant une période de temps relativement longue.

Ayant traité des cadavres d'oiseaux par la dessication, il leur enlevait ainsi presque toute l'eau contenue dans leurs tissus, soit le 60 % du poids total du corps. Ces cadavres pouvaient être ainsi conservés indéfiniment, mais en se desséchant d'une façon aussi complète, les parties molles devenaient dures et cassantes, ne se laissant par conséquent plus disséquer, ou préparer d'une façon scientifique. Le professeur genevois chercha à tourner la difficulté ; pour cela, il fallait trouver un liquide quelconque ne gelant pas (puisque souvent les pièces anatomiques sont conservées dans des glacières), ayant une grande affinité pour l'eau, avec laquelle il pût se mélanger (de cette façon, la déshydratation des tissus se fait facilement, et d'une manière continue), et pouvant être rendu suffisamment antiseptique pour lutter contre les ptomaïnes qui se développent rapidement sur les cadavres. Après quelques recherches, il parvint à obtenir le liquide voulu, dont voici la composition : 5 kilos d'acide phénique sont mélangés à 100 kilos de glycérine seconde qualité, formule qu'il changea comme suit : 100 kilos de glycérine sont additionnés de 20 kilos d'alcool à 95, et de 5 kilos d'acide phénique. Dans ce liquide, on dissout 5 kilos d'acide borique, ce dernier n'agissant pas seulement comme antiseptique, mais principalement comme antiputride. Il employait ce mélange soit en injections intra-vasculaires (4 à 6 litres par cadavre) soit en badigeonnant et en imprégnant les pièce anato miques détachées.

Voici comment on doit procéder à l'embaumement :

S'étant rendu compte de l'état du cadavre, le praticien enveloppe la tête, le tronc et l'abdomen de serviettes trempées dans de la glycérine phéniquée, après l'avoir étendu sur sa table d'opération ou sur un lit de repos, puis soulève et tourne la tête du mort du côté de la fenêtre grande ouverte pour l'aération.

Devant le commissaire de police qui, au nom de la loi, doit toujours être présent, il pratique alors la ligature de la carotide primitive, et fixe à celle-ci une canule, en ayant soin de laisser dans la plaie le fil servant à la ligature définitive du vaisseau, l'injection une fois terminée. Il pratique de même la ligature des deux fémoraux à 3 centimètres au-dessous de l'arcade crurale. Par ces incisions, il injecte alors le cadavre, observant le passage du liquide, qui de précipité d'abord, quand il envahit les artères et les veines, devient plus lent au fur et à mesure qu'il s'introduit dans les capillaires.

Sur la face, sur le tronc et les membres supérieurs, il se forme alors des plaques blanches arborescentes, tranchant vivement avec la couleur de la peau.

Après avoir ainsi injecté 3 litres de liquide, on interrompt pour 2 ou 3 heures l'injection, et l'on ordonne aux aides de masser continuellement le corps, avec des éponges trempées dans la solution phéniquée, couvrant même l'abdomen et les organes génitaux d'ouate imbibée de ce même liquide. On continue ensuite l'injection jusqu'à ce que ce liquide reflue par la bouche et les narines.

Par ces massages répétés, la pénétration et la répartition du liquide s'égalisent, tout en permettant aussi l'infiltration lente dans les capillaires supérieurs. Par ces tamponnages répétés, on obtient en outre une désinfection complète de la peau, qui prévient la fermentation putride.

On dénude ensuite légèrement la jugulaire interne de la plaie, et après avoir passé avec une aiguille de Deschamps deux fils à ligature sous le vaisseau, on l'incise avec un scalpel pour vider le sang veineux noir qui doit être évacué.

Lorsque le liquide s'écoulant de cette incision n'est plus qu'à peine coloré, on procède à la ligature, puis on lie de même solidement l'artère, après quoi, on referme le robinet et l'on retire la canule.

Par l'injection, le corps prend de l'ampleur, l'amaigrissement de la figure du mort a disparu, ses traits devenant plus animés, plus réguliers, donnent à ce dernier une expression de vie, surtout si l'on a soin d'entr'ouvrir les paupières recouvrant l'œil, dont le globe légèrement durci, possède une cornée transparente.

Si le liquide antiseptique n'a pas pénétré dans l'œil, on injecte du même liquide le globe oculaire, au moyen d'une seringue de Pravaz.

En outre, les tissus du cadavre acquièrent une fermeté é'astique, les articulations conservent leur mobilité, permettant la flexion des membres.

Le corps ainsi préparé, non essuyé, est alors enroulé dans des bandes de flanelle, imbibées dans la solution antiseptique. On fixe ces bandes à l'aide d'épingles, laissant à découvert la tête et les mains, mais en recouvrant les organes génitaux d'ouate imbibée de glycérine phéniquée : puis l'on procède, selon le cas, à la toilette du défunt et à la mise en bière.

Selon les ordonnances de la police sanitaire, cette bière doit se composer d'un cercueil en bois dur, doublé d'une lame de plomb, qui empêche la pénétration de l'air et de l'humidité.

Le cercueil ainsi préparé, l'on procède, avant sa fermeture, à diverses manipulations telles que, la disposition, au fond du cercueil, d'une couche de myrrhe pulvérisée de 2 à 3 centimètres d'épaisseur, celle-ci a l'avantage d'absorber l'humidité qui pourrait se produire ; puis on y dépose un petit flacon étiqueté contenant un peu du liquide utilisé pour l'injection. La formule exacte sera inscrite sur l'étiquette.

On soude alors le couvercle en plomb, et l'on visse sur celui-ci le couvercle en bois, portant une plaque de cuivre gravée des noms et qualités du défunt.

Toutes ces opérations doivent être pratiquées devant un délégué de l'autorité, qui permet parfois, lors de l'arrivée du cercueil dans la localité où les parents pleurent le cher disparu, la réouverture de la bière, afin qu'ils puissent contempler une dernière fois les traits aimés d'un père, d'une mère ou d'un enfant.

Il peut se produire aussi, selon les cas, des complications, que provoque parfois un commencement de putréfaction lente des intestins ou de l'estomac, et marquées par un dégagement de gaz, ballonnant la cavité abdominale.

En ce cas, il faut pratiquer au-dessus de l'ombilic une incision et une ponction séparée des anses intestinales.

Parfois aussi, une autopsie médico-légale est exigée. Le praticien procédera de la même manière à l'embaumement, puis évitant autant que possible, les incisions ou lésions des gros canaux vasculaires, il remettra ensuite les organes en place, après les avoir exprimés, épongés et désinfectés, tout en ayant soin de badigeonner les parois internes avec une solution antiseptique.

Par ce procédé d'embaumement, les cadavres conservent une coloration normale des tissus, tout en gardant leur élasticité ; les muscles conservent leur belle teinte rouge, même s'ils sont exposés à l'air. Mais une question non résolue encore se pose : combien de temps ce corps momifié pourra-t-il se conserver ?

Le docteur *Variot* [1], médecin des hôpitaux de Paris, préconisa en 1890 l'anthropoplastie galvanique pour la conservation des cadavres. Pour cela, il lave premièrement l'estomac à l'aide d'une sonde introduite dans l'œsophage, remplaçant le liquide retiré par une solution forte d'acide phénique. Il opère à l'aide d'un liquide antiseptique le nettoyage du gros intestin, et pratique en été, comme les anciens, une évacuation complète de tous les viscères abdominaux, au moyen d'une incision médiane.

Le cadavre ainsi préparé est injecté par le système vasculaire d'une solution composée d'un mélange de chlorure de zinc, d'acide phénique et de glycérine, pour empêcher la putréfaction.

---

[1] Dr Parcelly, *Étude historique et critique des embaumements.*

11 *

Car les produits gazeux en se dégageant, produiraient bien vite dans la mince pellicule métallique en formation, des fissures et fêlures nombreuses.

Il injecte le globe de l'œil de paraffine pour l'empêcher de s'affaisser, bouchant avec du mastic conducteur, les fentes buccale, palpébrales, et enduisant la peau d'une solution concentrée de nitrate d'argent.

Ce sel d'argent pénètre l'épiderme et le derme. On le réduit alors avec du phosphore blanc dissous dans du sulfure de carbone. La peau noire, opaque, prend, sous l'influence de ces vapeurs, des reflets métalliques, brillants, argentés. Le corps ainsi préparé, est alors immergé dans un bain galvanique de sulfate de cuivre, dont la sauce électrique est alimentée par une forte batterie.

La galvanisation se faisant en 5 ou 6 jours, dépose sur le corps une couche de cuivre de $\frac{1}{2}$ à $\frac{3}{4}$ de millimètre.

Selon les données du docteur Variot, ces corps ou statues transportables, se conserveraient indéfiniment, même dans un appartement. Mais ici les lois interviennent, et seuls quelques riches originaux pourraient se payer ce luxe, comme le dit le Dr Parcelly [1].

A notre point de vue, cette manière de pratiquer l'embaumement en utilisant les progrès réalisés par l'électricité est un grand pas en avant. Son utilité répond aux désirs exprimés par tant de personnes, qui ne veulent pas voir les corps de leurs parents ou amis disséqués. Mais répond-il au but poursuivi ?!

Une découverte récente, due à M. le professeur Dubois, de Paris, paraît devoir transformer et rendre plus populaire, selon le Dr Parcelly, l'ancienne coutume de l'embaumement.

Se basant sur le procédé le plus simple, le plus économique, il préconise la dessication rapide des tissus, comme mode d'embaumement.

Par ce moyen, on arrête la vie microbienne et l'on empêche la putréfaction animale, comme le prouvent les corps retirés des sables du désert, aucun être vivant ne pouvant se passer d'eau.

Pour arriver à ces résultats, possibles dans des pays très chauds, à air sec, mais non réalisables dans les pays du Nord où l'humidité du sol et de l'air est un facteur essentiel de putréfaction, il fallait trouver un procédé pouvant priver, sans les détériorer, les tissus organiques de l'eau qu'ils recèlent. Il fallait découvrir un procédé de déshydration.

Ayant remarqué que l'alcool éthylique, agent coagulant, ne possède pas un pouvoir deshydratant suffisant, il utilisa l'alcool amylique, qui agit différemment, surtout par addition d'éther nitrique. Ces deux solutés mélangés sont introduits dans le corps, en plusieurs endroits, par injections intravei-

---

[1] *Etude historique et critique des embaumements.* f° 142.

neuses Le corps bien imbibé de ce liquide se desséchera, et l'opérateur devra percer, au moyen d'aiguilles, les petites ampoules cutanées qui pourront se former.

Par cette méthode, la peau devient noirâtre, sèche, les tissus sous-cutanés se dessèchent et se ratatinent, le corps diminue de volume et de poids. Les tissus examinés après un an sont bien conservés, la graisse n'ayant pas disparu entièrement, les fibres nerveuses, un peu granuleuses, sont variqueuses.

On utilise à Londres, pour la conservation des cadavres, une dissolution de 1000 gr. de sel gris, de 480 gr. d'alun, de 80 gr. de bichlorure de mercure, dans 1000 gr. d'eau, dénommée liquide de Goadby. Van Vetter, de l'Université de Gand, utilise une solution glycérinée de nitrate de potasse et de cassonade.

Les médecins de Vienne emploient le procédé du professeur Langer, qui injecte dans les artères un mélange de glycérine, d'acide phénique et d'alcool. Avant les découvertes de Laskowsky et du Dr Parcelly, les docteurs parisiens préconisaient l'emploi du liquide suivant, préparé par M. Personne, pharmacien de Paris : hydrate de chlorate 500 gr., glycérine 2,500 gr., eau distillée 2 litres et demi.

Comme nous pouvons nous en rendre compte par ce résumé succinct de l'histoire des embaumements, le but poursuivi par nos savants médecins ne se fonde pas seulement sur les sentiments de la famille, mais il est plus élevé encore, il est scientifique.

Par l'embaumement, nos médecins et nos savants désirent arriver à la conservation des pièces anatomiques nécessaires à l'étude physiologique du corps humain, pour que nos futurs chirurgiens puissent rendre des services appréciables à l'humanité. Leurs travaux seront nécessaires aussi à l'étude de la conformation du corps humain. Grâce à eux, nos spécialistes de la médecine interne arriveront à comprendre le pourquoi de tels ou tels symptômes et maladies.

En médecine médico-légale, les cadavres ainsi conservés peuvent aussi être utiles à l'instruction d'un procès, à la découverte d'un crime.

Nous distinguons dans l'embaumement deux manières de procéder, comme cela a déjà été dit, l'une ayant pour but de permettre le transport d'un cadavre d'un lieu à un autre, afin que la famille affligée puisse rendre les derniers honneurs au disparu, au sein même de son pays : donc l'embaumement temporaire.

Supposons qu'une famille apprenne le décès d'un de ses fils mort à l'étranger, qu'un de nos grands hommes vienne à disparaître du monde des vivants, ne cherchera-t-on pas par tous les moyens possibles à rapatrier son corps et à l'inhumer dans le pays natal. Un prince, un roi vient à s'éteindre entouré du respect et de l'amour de ses sujets, ne désirera-t-on pas lui rendre les derniers honneurs, en l'exposant sur un catafalque aux yeux d'un peuple affligé qui tiendra à revoir celui qui fut peut-être pour lui un ami, un chef respecté et vénéré.

L'autre, par contre, permet de conserver indéfiniment les cadavres en empêchant la pourriture d'accomplir son œuvre. Donc embaumement permanent.

Quelques personnes préconisent l'incinération, comme étant plus naturelle, plus hygiénique que l'inhumation; d'accord, mais les sentiments restent les mêmes; à la place de la pourriture, le feu dévorera l'aimé comme une torche enflammée. Aux personnes sensibles, il ne reste donc que l'embaumement préconisé par tant de doctes savants.

Si les Pharaons, les anciens Égyptiens n'avaient pas conservé, ainsi que les Carthaginois, les Guanches, les Incas, leurs cadavres à l'aide de l'embaumement, que resterait-il de positif après les conquêtes barbares, après les révolutions, pour refaire l'histoire de ces peuples disparus, dont la civilisation, à beaucoup de points de vue, dépassait peut-être la nôtre.

Sans ces pyramides grandioses qui émerveillent le touriste, sans ces sarcophages qui contiennent tant de données positives sur le rituel des morts, la foi, les croyances des peuples, comment reconstituer leur religion, leur histoire et leur vie? Sans ces momies superbes, comment se rendre compte de l'évolution de la race humaine? Que nous reste-t-il des Romains, des Grecs? sinon les monuments parvenus jusqu'à nous et leurs œuvres d'art ou leurs poèmes. Que de choses ignorées, que de questions non élucidées qui pourraient peut-être faire modifier bien des points d'histoire racontés souvent par le héros même. Prenons un exemple très actuel. Sans les découvertes si intéressantes de M. Maspéro, sans les fouilles nombreuses entreprises à Carthage sous l'habile direction de l'infatigable érudit qu'est le Révérend Père Delattre, quels sont les savants, qui eussent pu songer à pénétrer l'histoire de ces peuples rendue si compréhensible grâce aux documents retrouvés dans les sarcophages, soit à Carthage soit en Égypte. Si, comme les peuples d'autrefois, nos ancêtres les Helvètes, les Francs avaient embaumé leurs morts, que n'apprendrions-nous pas? On dira peut-être, les écrits suffisent.

Non, car les Égyptiens avaient les hiéroglyphes, et aujourd'hui nos savants ne peuvent interpréter certaines terminologies, telles, celles se rapportant à l'encens et à la myrrhe.

Donc au point de vue historique, scientifique et géographique, l'embaumement a son utilité.

Conclusions.

Les analyses chimiques des corps résineux découverts dans les urnes, les sarcophages égyptiens et carthaginois, ont suffisamment prouvé que les Anciens utilisaient pour la conservation des cadavres des substances mélangées provenant, soit d'arbres indigènes, soit d'asphalte ou de baume de Judée, soit de baume tel que le styrax dont les effets sont antiputrides. En s'aidant de la dessication favorisée par le climat, le sol et (pour les Égyptiens) du natron, corps déshydratant par excellence), ils parvenaient à embaumer les corps.

Dans nos pays moins bien partagés pour le climat et le sol, nous devons recourir, comme nous l'avons vu, à des moyens plus énergiques pour conserver les corps.

Il nous paraît pourtant que la méthode dite ancienne, combinée avec la méthode contemporaine, permettrait de conserver les cadavres d'une manière plus durable; aussi nous permettons-nous de préconiser ce qui suit :

Le corps destiné à l'embaumement serait injecté dans ses vaisseaux, premièrement avec la liqueur du Dr Parcelly, puis avec celle du Dr professeur Laskowsky, de la manière usuelle ou avec une dissolution à 10 °/₀ de formalin dans de l'alcool amylique additionné d'éther nitrique, de glycérine et d'essence de térébenthine émulsionnée. Grâce à ces liqueurs, on en a la preuve, la bonne conservation des tissus organiques est assurée. Malgré l'aversion du public pour une autopsie partielle du cadavre, nous croyons que l'extraction des viscères et des intestins ne serait pas superflue.

Elle pourrait éventuellement se faire par l'anus au moyen d'un liquide décomposant les parties organiques que l'on désirerait éliminer. Ce lavement serait suivi d'une injection de glycérine, d'alcool amylique contenant du sublimé corrosif, voire même de l'injection d'un mélange de styrax, de térébenthine de Venise et de baume du Pérou, pour en remplir les cavités.

Mais revenant à la méthode ancienne pour éloigner les mouches, les insectes et les empêcher de déposer leurs œufs sur le corps à conserver, il nous paraît alors utile, après l'avoir bien désinfecté, de l'enrouler dans des bandes en flanelle, imbibées de glycérine phéniquée. On imprégnerait en outre ces bandelettes d'un mélange composé de styrax et de baume du Pérou, connus par leur pourcentage en acide cinnamique comme antiputrides, par leur odeur aromatique éloignant les insectes, et l'on additionnerait ces baumes de mastic et de térébenthine de Venise, qui sont bon marché, et d'asphalte; ces substances intercepteraient l'humidité en rendant les tissus plus adhérents. On déposerait en outre dans le cercueil, tout autour du cadavre, des résines pulvérisées propres à absorber l'humidité du sol, voire même du cadavre, telles que l'oliban, la colophane, la myrrhe qui sont d'un prix relativement peu élevé.

TABLE DES MATIÈRES

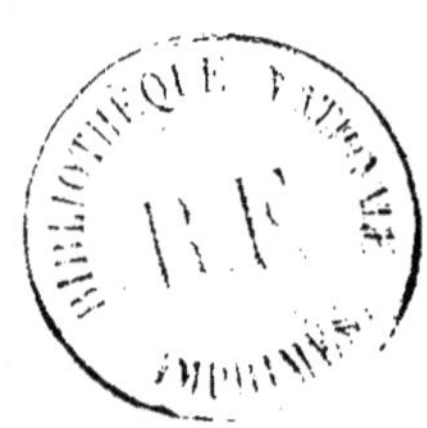

ERRATA ET CORRECTIONS

Page XXIX,   ligne 43. Livre 1 et non Livre L.
  » XXXI.   ligne 48. M. Flinders Petry.
  » XXXII.   ligne 40. M. Percy Newberry.
  » XXXVIII,   ligne 5. Lire : Rouyer.
  » XXXIX.   M. Lorret traduisit le texte concernant le Styrax et non M. Maspero qui le cite.

  » 5, ligne 30.   Lire : Puisque sa plante n'est pas parcourue par de nombreux canaux secréteurs.
  » 6. ligne 26.   Tracer le mot résineux et lire : toujours jaune et non bleue.
  » 6. ligne 49.   Lire : Storesinol et non Stororesinol.
  » 6, 7, 8, 9, 10, 12, 43. Lire : Schizogène et non Schyzogène.
  » 6. ligne 26.   Tracer résineux.
  » 7, ligne 47.   Lire : Ammoresinotannol.
  » 8. ligne 6.   Galbaresinotannol et non galbanoresinotannol.
  » 8. ligne 7.   Tracer acide ombellique et acide camphorique.
  » 8. ligne 17.   Lire : Kämpfer.
  » 9. ligne 6.   Tracer ombelliferone jamais libre, mais toujours lié.
  » 9. ligne 27.   Tracer chironol.
  » 10. ligne 28.   Lire : Zeila.
  » 14.   Wolff trouva pour le sandaraque la composition suivante : de l'acide sandaracinique, de l'acide sandaracinolique, de l'acide sandaracopimarique, un corps amer et de la sandaracorésène.
  » 15, 60, 68.   Lire : Illourine et non Illyrie ou Illurie.
  » 15, ligne 8.   Lire : acide Illourique.
  » 43, ligne 32.   Tracer Stororesinol.
  » 44, 49, 96, 100, 113, 116, 117. Lire : Metastyrol et non Styrol.
  » 50.   Lire : copeaux de bois de Juniperus phœnicea et non cèdre ou cyprès.
  » 57 et 59.   M. le Dr Revilliod nous fait savoir qu'il n'est pas professeur et directeur du Musée d'histoire naturelle de Bâle, mais assistant au dit Institut.
  » 93.   Lire : et ne rappelle pas celle de la Styracine qui est inodore.
  » 106, 117.   Tracer styracine.
  » 124.   Tracer trouvé dans un sarcophage carthaginois.
  » 128.   Lire : Morceau résineux trouvé dans une grotte sise entre el Bi-ne et Deir el-Asad, deux heures à l'ouest d'Akka (Palestine).
  » 141.   Lire : chez les Schiites.